DE

LA NÉPHRECTOMIE

PAR

Elie BOULAY,

Docteur en médecine de la Faculté de Paris,
Ex-interne lauréat des hôpitaux, etc.

PARIS
A. PARENT, IMPRIMEUR DE LA FACULTÉ DE MÉDECINE
RUE MONSIEUR-LE-PRINCE, 29 31

1881

DE

LA NÉPHRECTOMIE

PAR

Elie BOULAY,

Docteur en médecine de la Faculté de Paris,
Ex-interne lauréat des hôpitaux, etc.

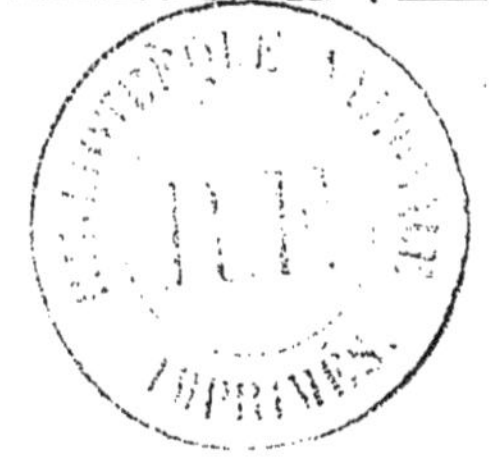

———— •◦◗◦• ————

PARIS

A. PARENT, IMPRIMEUR DE LA FACULTÉ DE MÉDECINE

RUE MONSIEUR-LE-PRINCE, 29 31

——

1881

NÉPHRECTOMIE

Nous croyons devoir donner, suivant en cela des exemples récents, le nom de néphrectomie à l'extirpation du rein.

On avait employé jusqu'ici le nom de néphrotomie pour désigner indifféremment l'ablation ou l'incision du rein.

Pendant longtemps on n'a eu en vue que l'opération qui consistait à inciser la région lombaire pour arriver sur le rein, l'inciser lui ou son bassinet, et retirer les calculs qui s'y trouvaient. Dans ce premier cas, néphro tomie est synonyme de taille du rein ; dans le second cas, on désignait du même nom l'extirpation du rein, opération bien différente de la précédente.

Déjà Marduel avait proposé le mot néphrolit hotom pour la première, et réservé le mot néphrotomie pour la seconde. Ces quelques explications justifieront, je pense, le nom de néphrectomie par lequel nous désignerons l'extirpation de l'organe.

PREMIÈRE PARTIE

CHAPITRE PREMIER.

Nous n'avons pas l'intention de faire ici un historique très étendu de la question, car la plupart des faits vraiment intéressants qui se rapportent à cette opération ne remontent guère à plus d'une douzaine d'années, et ils sont assez peu nombreux pour qu'on les trouve cités ou analysés pour la plupart, chemin faisant, dans les différents chapitres de ce travail.

Nous nous contenterons de rappeler brièvement, et surtout au point de vue chronologique, les opinions émises par les auteurs sur la question, les expériences que certains d'entre eux ont faites, jusqu'à l'époque actuelle, où l'on tenta de régler scientifiquement l'opération et de poser nettement ses indications.

Dès le xvıı^e siècle, les physiologistes, se basant sur certains faits, avaient pensé qu'un rein pouvait cesser de fonctionner sans entraîner forcément la mort, le rein du côté opposé devant suppléer son congénère, comme cela arrive pour les organes symétriques.

L'anatomie, en effet, avait montré péremptoirement la possibilité de vivre avec un seul rein : Bérenger de Carpi, Riolan, Eustachi, Bellini et bien d'autres, avaient rapporté des exemples de reins uniques. Le plus souvent c'est un rein unique, il est vrai, mais occupant la ligne médiane, au devant de la colonne vertébrale, donnant naissance à deux uretères, et réalisant, en somme, bien plutôt le type des deux reins confondus en un seul, que celui d'un rein sans son congénère. Mais nous devons ajouter que l'on a cité des cas où l'un des deux reins semblait manquer réellement. Dans les observations de Sabatier, de Bérenger de Carpi, etc..., il existait un rein normal à sa place habituelle, avec un seul uretère, sans trace de rein ni d'uretère du côté opposé.

Dans ces différents exemples, on voit des individus ayant pu vivre avec un seul rein ; mais cet état était congénital : le rein sain avait toujours fonctionné seul. Il était important de savoir si, un rein disparaissant à un moment donné de l'existence, après avoir fonctionné normalement ne déterminerait pas des désordres graves dans l'organisme et dans le rein opposé, chargé par ce fait d'un travail supplémentaire exagéré. La question avait été déjà résolue indirectement ; la pathologie avait montré que des malades avaient pu vivre un certain temps avec des reins plus ou moins atrophiés. Bonnet cite l'histoire d'un homme mort rapidement d'une affection du foie, et à l'autopsie duquel on trouva les reins réduits à la grosseur d'une petite noix ; il n'avait pas souffert des reins, et les urines étaient normales.

Comhaire, dans sa thèse (1803), rapporte les observations de plusieurs malades morts accidentellement, et dans une vieillesse avancée, avec un rein ou les deux reins presque complètement kystiques. — Une observation bien singulière, recueillie par le même auteur, est celle d'une femme soignée par Hallé pour une tumeur de la région hypochondriaque droite. La tumeur diminua de volume; Hallé perdit la malade de vue pendant deux ans; et, au bout de ce temps, il la soigna pour une fièvre maligne qui l'emporta en quinze jours. A l'autopsie on trouva le rein droit énormément distendu, devenu kystique et membraneux, avec disparition presque entière de son parenchyme; le rein gauche était réduit à une petite poche membraneuse, dans laquelle on pouvait reconnaître quelques mamelons déformés.

On trouve encore un certain nombre d'observations relatées dans les « Mémoires de la Société royale de médecine », où des individus ont pu vivre plus ou moins longtemps avec un rein complètement dégénéré.

De là, à reproduire expérimentalement ces différents états chez les animaux, il n'y avait qu'un pas. Dès 1690, Etienne Blancard essaya d'enlever un rein sur des chiens, et l'opération réussit.

Mais il nous faut arriver jusqu'à Comhaire, en 1803, pour avoir des chiffres exacts et le mode opératoire indiqué. Comhaire extirpait le rein à ses chiens par la ligne blanche, par conséquent en ouvrant le péritoine; suivant lui, ce procédé est préférable, chez ces animaux, à cause de la rapidité d'exécution et de la tolérance de leur péritoine. Toujours est-il que ses premières expériences ne furent pas heureuses : sur 60 chiens dérénés, 5 ou 6 seulement guérirent; les autres succombèrent assez rapidement.

Dans une autre série d'expériences, que cet auteur entreprit avec Dupuytren (il n'indique pas si l'opération fut faite alors par la voie lombaire ou abdominale), le résultat fut meilleur : plus d'un tiers des chiens guérit de la néphrectomie unilatérale. Comhaire tenta même l'extirpation du deuxième rein sur les chiens déjà opérés une fois, et il observa qu'un chien privé des deux reins peut vivre trois jours. Il conclut que la vie est parfaitement compatible, au moins chez les chiens, avec l'extirpation d'un rein.

Des expériences analogues furent entreprises un peu plus tard par Prévost et Dumas (1823), et confirmèrent les premières conclusions de Comhaire. On varia, en outre, l'expérience : au lieu de la néphrectomie, déterminant un traumatisme considérable, on lia simplement l'uretère, ce qui, physiologiquement, revient à peu près au même. Sans entrer ici dans le récit des discussions sur le véritable rôle du rein, auxquelles donnèrent lieu ces expériences, nous signalerons encore quelques expériences analogues consignées dans la thèse de Torrès (sur les calculs du rein, 1878), où celui-ci, faisant faire un pas de plus à la question, cherche à déterminer les modifications ou altérations qui peuvent survenir dans le rein sain, lorsque son congénère a été enlevé, ou est devenu physiologiquement impropre à ses fonctions.

En résumé, on avait prouvé deux points :

1° Qu'un seul rein peut suffire à l'uropoïèse chez l'homme ;

2° Que la néphrectomie est parfaitement compatible avec la vie chez les animaux.

Ce n'est qu'en 1861 que nous trouvons le récit d'une extirpation du rein par un Anglais, Ch. Stoddard. Il est vrai que l'opération, faite dans des conditions très singulières, eut pour point de départ une erreur de diagnostic : on avait cru à une tumeur kystique du foie. (On retrouvera cette observation plus loin.)

Quelques années plus tard, Peaslee, en 1868, enlève

un rein, croyant avoir affaire à un kyste de l'ovaire. Vers la même époque Spencer Wells enlève également un rein en pratiquant l'ovariotomie (et encore l'enlève-t-il par mégarde).

C'est en 1870 que Simon (de Heidelberg) enleva pour la première fois un rein chez l'homme en connaissance de cause ; il choisit la voie lombaire.

Peu après, Bruns enlève également un rein, par la même voie, mais à la suite d'une plaie par arme à feu et d'accidents graves du côté de l'organe.

Il en est de même de Brandt, qui enlève aussi le rein, mais un rein hernié en partie, à la suite d'un coup de couteau.

En 1872, Marduel étudia cette question (Lyon médical), mais il ne rapporte que trois cas.

Trois ans plus tard paraît un travail beaucoup plus complet de Nepveu (Archives générales de médecine), qui cite presque toutes les opérations faites pendant les cinq dernières années, en discute les indications, et cherche à régler le manuel opératoire.

En 1878, Torrès (thèse de Paris), dans sa thèse sur les calculs du rein, traite aussi incidemment la question de la néphrectomie dans le cas de calculs, sans apporter toutefois de faits nouveaux.

De 1878 à 1880, nous trouvons dans les publications allemandes un certain nombre d'observations de néphrectomies faites dans des conditions différentes :

Czerny (de Heidelberg) pratique la néphrectomie (Centralblatt für Chirurgie 1879), chez un malade porteur d'une énorme tumeur abdominale. Il tombe sur un cancer, lie l'aorte, et le malade meurt.

Le même chirurgien pratique peu après, chez une

femme, une seconde néphrectomie, mais cette fois par la voie lombaire, et avec succès.

Un peu auparavant, avant 1877, Billroth, cité par Wölfler (Archiv. für klinische Chirurgie, 1877), avait enlevé un rein par la voie péritonéale, mais en croyant avoir affaire à un kyste ovarique. A partir de ce moment, es faitsse multiplient : Martin (1878-79) enlève trois fois le rein devenu flottant dans la cavité abdominale ; Peters, croyant enlever un rein calculeux, enlève un rein tuberculeux. Kocher enlève deux fois le rein cancéreux ; enfin, en 1880, le professeur Le Fort pratique l'extirpation du rein chez un malade qui gardait deux fistules urinaires intarissables, suite d'une section de l'uretère. Un mois auparavant, John Cooper avait extirpé un rein purulent. Nous reviendrons sur ces faits dans le cours de notre travail, et nous les discuterons, après les avoir cités complètement ou résumés, suivant leur importance. Nous n'avons voulu faire ici que l'historique de la question.

CHAPITRE II

INFLUENCE DE L'EXTIRPATION D'UN REIN SUR LA STRUCTURE DE SON CONGÉNÈRE

Après ce que nous venons de dire plus haut, il est inutile de discuter la possibilité de vivre avec un seul rein : le fait est parfaitement acquis à la science. Mais un point plus intéressant était de savoir ce que devient l'autre rein, dans quelles conditions il parvient à suffire au surcroit de travail qui lui est imposé; enfin s'il s'hypertrophie simplement ou s'il subit certaines altérations qui pourraient le rendre dans un temps plus ou moins éloigné moins propre à l'uropoièse?

Cette question, laissée longtemps dans l'ombre, a été en partie élucidée, bien qu'indirectement, au moyen des autopsies d'individus ayant vécu un certain temps avec un rein dégénéré ou atrophié, et chez lesquels l'autre rein fonctionnait en réalité comme si son congénère avait été enlevé. Ici, se présentent deux ordres de faits :. dans certaines circonstances, c'est lentement que s'est fait le transport fonctionnel d'un rein à l'autre; tandis que le premier s'atrophiait lentement, cessait peu à peu de vivre physiologiquement, le second s'habituait progressivement à ce surcroît de travail, et il s'hypertrophiait. Aussi le malade vient-il à succomber accidentellement, on trouve à l'autopsie, à côté d'un rein dégénéré, son congénère simplement hypertrophié et paraissant sain. Mais aussi (et bien que la suractivité fonctionnelle se soit encore produite lentement), le rein qui fonctionne seul a pu subir secondairement des altérations : tantôt c'est la même diathèse qui a atteint successivement les deux organes, par exemple la diathèse calculeuse ou cancéreuse — ce n'est point le cas qui doit nous occuper ici; — tantôt, et ce point est réellement intéressant, c'est l'excès même du travail qui aura été le point de départ des lésions. C'est ainsi qu'à l'hypertrophie simple peut succéder la sclérose, qui, suivant son degré, laissera encore le rein plus volumineux que normalement si elle est peu avancée, le montrera, au contraire, atrophié dans une mesure variable pour peu, qu'elle ait duré.

Les conditions changent lorsqu'un rein est supprimé brusquement, ou à peu près ; l'autre à moins le temps de s'habituer à l'irritation fonctionnelle dont il est le siège, et l'hypertrophie existe plus rarement seule. Diverses lésions viennent s'y ajouter :

Simon, à l'autopsie de sa seconde opérée, trouva le rein légèrement hypertrophié et paraissant sain. (L'examen microscopique n'a pas été fait.)

MM. Charcot et Gombault, dans des expériences qu'ils firent (Progrès médical, 1878), sur des cochons d'Inde, remarquèrent, après avoir lié l'uretère du côté droit, que le rein gauche présentait au microscope quelques altérations irritatives ; il est vrai que leurs recherches portèrent surtout sur le rein dont ils avaient lié l'uretère.

Torrès fit récemment sur les cobayes quelques expériences qu'il a consignées dans sa thèse sur les calculs du rein. Il enleva dans une première expérience un rein chez un cobaye, le 15 août 1877 ; l'animal fut sacrifié le 21 octobre suivant, de sorte qu'un seul rein avait fonctionné pendant plus de deux mois ; le rein enlevé le 15 août pesait 2 grammes, 50 cent. ; l'autre, enlevé deux mois plus tard, pesait 3 grammes, 80 cent., c'est-à-dire que son poids dépassait de moitié celui de l'autre. A l'examen histologique, et en comparant les coupes du rein hypertrophié avec celles du rein enlevé expérimentalement, on constata tout d'abord que le premier était le siège d'une énorme hypertrophie : les tubes urinaires avaient presque doublé de volume, de plus ils étaient comme variqueux et dilatés sur certains points. L'épithélium qui tapissait les tubes avait disparu par places. Les glomérules étaient à peu près normaux ; l'uretère était lui-même hypertrophié, avec prolifération des cellules de la couche épithéliale, et accumulation de cellules embryonnaires dans la couche conjonctive. La tunique musculaire était plus apparente que de l'autre côté.

Une deuxième expérience fut faite par le même auteur, et dans les mêmes circonstances, sur un chien pesant 21 livres :

Le rein enlevé le 15 août pesait 23 grammes 50 cent. ; l'autre rein laissé en place pendant deux mois pesait à la fin de cette période 31 grammes 50 cent. L'examen histologique fait, comme dans la première expérience, comparativement avec celui du rein enlevé le premier jour, montra des lésions analogues à celles qu'on trouva chez le cobaye : les tubes urinifères étaient dilatés, variqueux sur certains points, avec chute et dégénérescence partielle de l'épithélium. Les glomérules n'étaient pas altérés.

Torrès cite une troisième expérience semblable aux deux précédentes, et dans laquelle le rein, qui avait fonctionné seul pendant deux mois, avait presque doublé de poids.

Nous conclurons que dans la néphrectomie le rein qui subit le surcroît de travail s'hypertrophie toujours, et, si l'on s'en rapporte aux expériences précédentes, s'hypertrophie très rapidement, puisque, dans un cas, l'organe avait presque doublé en deux mois.

Ce résultat pouvait d'ailleurs être admis *a priori*, en se basant sur ce qui se passe dans tout organe chargé d'un travail supplémentaire; mais ce qui est plus intéressant, c'est de voir que cette hypertrophie ne va pas sans s'accompagner d'une congestion notable, et que, pour peu que l'irritation fonctionnelle dure, elle s'accompagne forcément d'une irritation nutritive se traduisant par cette chute partielle de l'épithélium, cette dilatation et ces varicosités des tubes, et enfin par la prolifération des corpuscules de la gangue conjonctive.

Encore les expériences précédentes n'ont-elles porté que sur une période de deux mois ; et il est bien permis de se demander si, au bout d'un temps plus long, la cause d'irritation fonctionnelle persistant, les altérations n'auraient pas été en croissant ; si les varicosités n'au-raient pas donné lieu à des productions kystiques, et si la prolifération conjonctive n'aurait pas comprimé les glomérules et fini par atrophier plus ou moins ce rein trop vite hypertrophié.

Or, la plupart des malades opérés heureusement de la néphrectomie ont été perdus de vue, ou du moins les auteurs ne nous donnent aucun renseignement (excepté Simon, pour la première opérée) sur l'état de santé des malades, un certain nombre de mois ou même d'années après l'opération.

DEUXIÈME PARTIE

Cas dans lesquels on a pratiqué la néphrectomie,

Lorsqu'on jette un coup d'œil d'ensemble sur les observations des vingt et quelques néphrectomies pratiquées jusqu'à l'année 1880, et qu'on trouvera citées ou analysées plus loin, on voit qu'elles se divisent d'elles-mêmes en deux groupes : dans le premier les chirurgiens avaient méconnu l'affection rénale ; ils ne se décidèrent à enlever l'organe que lorsqu'ils ne pouvaient plus reculer ; encore plus d'un laissa-t-il l'opération inachevée.

Dans le second groupe, ce fut en connaissance de cause, pour une lésion du rein bien déterminée, que le chirurgien se décida à opérer, jugeant que le risque opératoire était préférable pour le patient à la conservation de son rein malade.

Nous étudierons donc la question en suivant cette marche. Le premier groupe qui n'a pas la même importance que le second, au point de vue qui nous occupe, nous arrêtera moins longtemps. Nous avons surtout l'intention d'étudier les néphrectomies voulues, et non pratiquées, en quelque sorte, accidentellement.

Les premières ont été faites dans des circonstances très diverses : tantôt le rein était ou devait être sain, et ce fut une section ou une déchirure de l'uretère qui nécessita l'opération, témoins les deux cas, l'un de Simon (1870), l'autre du professeur Le Fort (1880) ;

Tantôt (et c'est la presque totalité des cas), le rein est malade lui-même : c'est alors :

Soit un rein calculeux (2e cas de Simon).

Soit un rein cancéreux (Martin).

Soit un rein sarcomateux (Czerny, Kocher).

D'autres fois, le rein a été intéressé dans une plaie abdominale, et on l'enlève à cause des accidents inflammatoires dont il est le siège (cas de Brandt, de Bruns).

D'autres fois c'est une hydronéphrose (Billroth).

Ou bien, c'est un rein flottant, qui détermine des accidents assez graves, pour que le chirurgien croie devoir l'enlever (Gilmore, Martin).

On voit que la néphrectomie a été pratiquée pour des affections bien différentes.

Nous suivrons, dans notre étude, la marche que nous venons d'indiquer, bien qu'elle n'observe nullement l'ordre chronologique ; mais elle nous semble avoir l'avantage de permettre d'envisager chaque groupe de faits avec plus d'ensemble, et de pouvoir les comparer entre eux.

Aux observations déjà publiées dans les ouvrages français, jusqu'en 1878, nous avons pu joindre dix faits nouveaux, puisés pour la plupart, dans les recueils étrangers de ces deux dernières années 1878-1879, et dont le dernier (1880 février) a été observé par nous dans le service de notre maître le professeur Le Fort.

PREMIÈRE DIVISION.

La néphrectomie n'est que la terminaison d'une autre opération.

Comme nous l'avons signalé, à propos de l'historique de la question, ce fut ainsi qu'on enleva pour la première fois le rein chez l'homme.

Toujours, ou presque toujours l'opération fut faite par la voie péritonéale. On crut habituellement avoir affaire à un kyste de l'ovaire, ou à une tumeur analogue du petit bassin, et ce ne fut qu'en voyant les adhérences profondes de la tumeur à la paroi abdominale postérieure qu'on soupçonna le rein.

1° *Extirpation du rein dans un cas de kyste de l'ovaire, par Campbell.*

« Campbell croyant sa malade atteinte d'un kyste de l'ovaire, fait une incision de cinq pouces sur la ligne médiane à la hauteur de l'ombilic ; après avoir incisé les muscles et les aponévroses de l'abdomen, il ouvre le péritoine et se trouve en présence de la tumeur qu'il ponctionne. Mais à la nature du liquide de la ponction, il reconnaît un kyste colloïde. Il voit alors que le kyste appartient au rein gauche et que les ovaires sont sains. Campbell se résout à la néphrectomie, il dégage le rein, lie le pédicule en masse, et enlève toute la tumeur ; puis après avoir fait les ligatures et nettoyé la cavité abdominale, il ferme la plaie par deux points de suture. Guérison. »

Spencer Wells ne fit pas l'erreur de diagnostic. Sa malade était réellement atteinte de kyste de l'ovaire; mais le kyste présentait des adhérences intimes en arrière, et l'opérateur, après avoir enlevé tant bien que mal la tumeur, s'aperçut qu'un rein « normal » avait été compris dans la ligature et avait suivi la paroi avec laquelle il était confondu. Le rein était sain. — La malade guérit.

Voici donc deux circonstances où les chirurgiens enlevèrent le rein accidentellement, le premier parce qu'il y fut contraint dans le cours même de l'opération, le second par mégarde, puis qu'il ne s'en aperçut qu'après coup.

Les malades guérirent de cette néphrectomie (en quelque sorte expérimentale).

Peaslee en 1868 opère une femme pour un kyste de l'ovaire. Il reconnaît pendant l'opération qu'il s'agit d'un kyste du rein, et se décide à enlever le rein. Mort 56 heures après l'opération.

Le diagnostic entre le kyste ovarique et le kyste du rein est parfois tellement difficile, que le chirurgien a hésité dans son diagnostic, même lorsque l'opération était très avancée. Témoin l'observation suivante recueillie par Wölfler dans le service de Billroth :

Archiv für klinische Chirurgie, von Dr Von Langenbeck, 1887, 21e volume.
(Observation recueillie par le Dr Ant. Wölfler).

Extirpation d'un rein hydronéphrotique. Mort par péritonite aiguë.
(Service du professeur Billroth).

Le 11 juillet 1876, une femme se présenta à la clinique, soi disant atteinte d'un kyste de l'ovaire, pour lequel elle demandait à être opérée.

Boulay.   2

Cette femme était mariée, et avait eu 8 enfants.

Le début de l'affection remontait environ à cinq ans, et avait attiré l'attention de la malade, par des douleurs vagues dans la région du rein droit. On constata bientôt, de ce côté, une tuméfaction assez notable. Puis l'affection parut rester latente pendant quelque temps; puis la grosseur réapparut pour prendre le volume d'une tête d'enfant.

Les autres symptômes qui accompagnèrent le début de cette affection furent des coliques, un peu de dyspnée, de l'irrégularité des règles ; on ne constata rien d'anormal du côté des urines.

A l'examen du bas-ventre, on trouve du côté droit une tumeur du volume d'une tête d'enfant. Par les méthodes d'exploration habituelles, on constate qu'il s'agit d'un kyste, qui occupe toute la moitié droite du ventre, depuis la ligne médiane jusqu'à la région lombaire droite, et verticalement, depuis le bord inférieur des côtes, jusqu'à la fosse iliaque droite. Dans toute cette région existe de la fluctuation ; à la percussion, matité absolue, tandis qu'en haut, on trouve du son tympanique. Dans toute la moitié gauche, le son est normal; il n'y a pas de fluctuation; les parois abdominales sont tendues, surtout du côté droit. La mensuration donne ;

Circonférence du ventre au niveau de l'ombilic, 108 centimètres.

Distance de l'ombilic à la partie la plus inférieure du sternum, 16 centimètres.

Distance de l'ombilic à l'épine iliaque antérieure droite, 32 centimètres.

Distance de l'ombilic à l'épine iliaque antérieure gauche, 24 centimètres.

Le toucher vaginal fait reconnaître la disposition suivante : dans le cul-de-sac antérieur, se trouve une tumeur molle, fluctuante; les mouvements imprimés à la tumeur se transmettent à la main posée sur la paroi abdominale du côté malade.

Toutes les fonctions, y compris celles des reins, sont normales.

Le 12 juillet 1876, le professeur Billroth ponctionna le kyste; il en retira 5 litres d'un liquide brun foncé, d'aspect colloïde, *dont l'examen chimique ne fut pas fait, parce qu'il ressemblait trop à celui des kystes de l'ovaire.* Le sédiment de ce liquide consistait en sang, leucocytes, cellules graisseuses, cristaux de cholestérine.

Après cette ponction, le bas-ventre devint flasque; la circonférence, au niveau de l'ombilic, avait diminué de 16 centimètres; la limite interne de la matité était reportée en dehors de 5 centimètres ; et à la palpation on ne pouvait sentir aucune tumeur solide.

Nous devons dire ici que le professeur Billroth fit prévoir qu'il y aurait très probablement, d'après les indices précédents, des complications sérieuses dans l'opération du kyste de l'ovaire, et il appela en consultation le professeur Braun. Le diagnostic de ce dernier fut : kyste de l'ovaire avec antéflexion de l'utérus, sans fibrome, sans adhérences avec l'utérus ; extirpation probablement facile.

Le 18 juillet, le professeur Billroth pratiqua l'opération :

Incision de la ligne blanche, depuis l'ombilic jusqu'à la symphyse pubienne.

Immédiatement après l'ouverture du péritoine, on vit se présenter au niveau de la plaie, des anses intestinales, ce qui fit penser immédiatement qu'il ne s'agissait pes d'un kyste de l'ovaire.

L'intestin est refoulé à gauche, et on voit alors se présenter la paroi antérieure d'un kyste, compris entre le mésentère et les anses de l'intestin grêle ; ce kyste était recouvert par le péritoine qui se confondait avec sa paroi ; cette paroi offrait en outre des adhérences par des tractus de tissu conjonctif, au côlon ascendant et au côlon transverse, qui en entouraient, en quelque sorte, la circonférence.

Ce kyste, qui descendait jusque dans le bassin, fut ponctionné. Le liquide retiré était encore si semblable à celui des kystes de l'ovaire, que l'on eut la pensée qu'il s'agissait bien, en réalité, d'un kyste de l'ovaire, présentant une disposition anormale ; et l'on se résolut à l'enlever.

L'intestin et le péritoine adhérents furent séparés de la paroi du kyste ; les tractus fibreux, trop solides, durent être en partie déchirés, en partie liés en masse.

C'est ainsi que le professeur Billroth arriva avec beaucoup de peine jusqu'à la paroi interne et postérieure du kyste : or, cette paroi était, elle-même, encore solidement adhérente à la colonne vertébrale, si bien qu'après séparation de ces adhérences, il se produisit une hémorrhagie de sang veineux tellement abondante, qu'elle inonda tout le champ de l'opération. Les vaisseaux furent immédiatement liés avec un double fil de chanvre ; on lia aussi fortement les adhérences restantes, avant de les couper.

C'est ainsi qu'on arriva à isoler le kyste, et alors on put voir l'aorte avec ses pulsations, la veine cave et la veine utéro-ovarienne, qui avait été liée à plusieurs centimètres de son embouchure dans la veine cave.

Il était maintenant certain qu'il s'agissait du rein droit, dégénéré en kyste. On enleva le sang, on nettoya la cavité abdominale, et on y introduisit sept tubes à drainage. La plaie abdominale, longue de 17 centimètres, fut recouverte de bandes de Lister, et le ventre fut fortement comprimé.

Dans la journée la malade se trouva assez bien, et elle passa une bonne nuit. Mais déjà le deuxième jour apparurent les symptômes d'une péritonite aiguë : fièvre intense, douleurs abdominales vives, surtout dans le bas-ventre, nausées et vomissements. On vit enfin survenir un météorisme intense qui, après plusieurs essais infructueux de le faire disparaître, en introduisant une sonde dans le rectum, céda en partie à un lavement de séné.

Le soir du 20 juillet, la patiente était très agitée; elle tomba rapidement dans le collapsus, et mourut le matin à 3 heures et demie.

Déjà avant la necropsie, le professeur Billroth put constater, en examinant la pièce, qu'il s'agissait d'un kyste du rein, car il put retrouver dans les parois du sac, des traces de parenchyme rénal.

L'autopsie fut faite à l'institut anatomo-pathologique du Dr Chiari :

Elle donna les résultats suivants :

Il existait dans la cavité abdominale 5 décilitres d'un liquide séro-purulent.

Le péritoine recouvrant l'intestin était rouge par places, et recouvert de minces fausses membranes fibrino-purulentes.

Il existait entre la face inférieure du lobe droit du foie et l'angle du côlon ascendant avec le côlon transverse, une perte de substance grande comme trois fois la paume de la main; cette perte de substance conduisait dans une cavité, ayant comme paroi postérieure le muscle carré des lombes droit et les deux dernières côtes de ce côté : Cette cavité appartenait évidemment au rein droit; elle renfermait un peu de pus, et était grande comme deux fois une tête d'homme. Cette cavité était tapissée par le tissu cellulaire retro-péritonéal, en état de suppuration. La préparation de le paroi de cette cavité montra que l'artère et la veine rénales droites avaient été coupées et liées à 3 centimètres de leur origine; la veine utéro-ovarienne, avait été coupée et liée à 7 centimètres de son embouchure dans la veine cave.

Ces vaisseaux étaient normaux comme calibre; l'uretère droit avait été coupé à 22 centim. de son embouchure dans la vessie; la portion restante, avait le diamètre de l'uretère du côté sain, et ne présentait aucune altération.

Dans le tissu cellulaire de cette paroi, existait un corps mou, gros comme une noix, qui répondait à la capsule surrénale.

Le rein gauche était long de 13 centim., large de 7 centim., épais de 3 centim. Son parenchyme était pâle. L'uretère était normale.

L'auteur fait suivre l'observation des réflexions suivantes :

« L'erreur qu'on a commise n'est pas rare dans la littérature médicale ; mais le plus souvent on la reconnaît plus tôt, et on s'abstient d'opération, ou bien on a recours à un autre mode de traitement.

Dans la circonstance, les difficultés du diagnostic étaient très grandes. jusqu'à la fin de l'opération, et, bien que d'après les spécialistes les plus compétents, ces difficultés de diagnostic ne puissent pas être résolues, nous devons cependant, pour ce cas particulier chercher comment on aurait pu éviter l'erreur, etc..... (suit l'exposé des signes qui peuvent différencier les kystes du rein des kystes de l'ovaire). »

L'auteur, en terminant, attribue en partie la mort, d'abord au traumatisme, puis surtout à l'absence de la ligature de l'uretère, qui aurait permis à l'urine de refluer de la vessie dans le péritoine, bien que cette disposition n'existe pas normalement, mais il s'agissait ici de conditions spéciales.

L'hydronéphrose était due à une valvule qui avait oblitéré la lumière de l'uretère.

On voit que dans le cas actuel, non seulement l'erreur de diagnostic fut faite avant d'opérer, mais que pendant l'opération, on crut encore à une tumeur ovarique, même après avoir ponctionné le kyste. Ce qu'on peut reprocher à l'auteur, c'est de n'avoir pas recherché la nature exacte du liquide issu de la première ponction faite uniquement pour soulager la malade ; une analyse, en effet, aurait pu mettre sur la voie du diagnostic, et éviter ainsi une opération qui eut pour résultat la mort de la malade. L'hydronéphrose, en effet, peut guérir sans qu'on soit forcé d'en arriver à la néphrectomie.

Lorsque le liquide est clair, que l'affection ne date pas de très loin, on pourra essayer les ponctions simples, et au besoin les injections iodées. Si après examen des urines, une intervention opératoire était jugée nécessaire, il faudrait encore soumettre sa ligne de conduite aux circonstances : Qu'après l'incision abdominale on tombe sur un kyste bien limité, non adhérent, on tentera l'extirpation complète en ponctionnant la paroi pour évacuer le liquide et en se comportant en somme comme pour un kyste ovarique. Qu'après avoir incisé la paroi abdominale on rencontre des parois par trop adhérentes aux tissus voisins, on préférera inciser longuement le sac et en suturer les bords à la plaie abdominale, cette méthode est certainement moins fâcheuse que celle qui consisterait à détruire [quand même les adhérences, car on risque alors, outre les déchirures d'organes, d'amener des hémorrhagies graves, témoin le cas de Czerny, où les opérateurs se crurent obligés de lier l'aorte. On comprend donc combien il est important d'avoir présents à l'esprit les signes qui peuvent aider à faire le diagnostic différentiel entre les kystes organiques et les tumeurs du rein, signes sur lesquels ont particulièrement insisté les auteurs qui ont étudié les maladies de l'ovaire.

Cependant malgré ces caractères différentiels, le diagnostic est parfois impossible et on voit des chirurgiens comme Spencer Wells, Peaslee, Campbell, qui sont des plus compétents dans la question, commettre l'erreur et enlever le rein, alors qu'ils pensaient tomber sur l'ovaire.

Nous citerons encore, toujours dans le même ordre de faits, le cas de Schetelig (en 1871) qui prit une hydronéphrose pour un kyste de l'ovaire. Il acheva l'opération, la malade mourut. On reconnut à l'autopsie, que l'autre rein manquait, ou à peu près.

La même année, Meadows voulant faire une ovariotomie, tomba également sur un kyste des reins et l'enleva ; l'opérée succomba au bout d'un jour et demi.

En 1870, Spregelberg croyant également avoir affaire à une affection de l'ovaire, tomba sur un énorme kyste hydatique du rein, il ne put achever l'opération et la malade mourut vingt-six heures après.

En somme sur ces six cas il y a quatre morts ; l'erreur de diagnostic a donc hâté tout au moins la mort des deux tiers des malades. Ces chiffres viennent encore à l'appui de ce que nous disions plus haut sur l'importance d'un diagnostic exact dans le cas de kyste du rein ou d'hydronéphrose.

Mais ce ne sont pas seulement les tumeurs attribuées à l'ovaire, qui ont déterminé l'extirpation du rein.

Nous trouvons l'observation suivante, très singulière à plusieurs égards :

Cas d'affection encéphaloïde du rein pris pour une tumeur du foie
(ablation).

Par Ch. Stoddard (1861).

Le 4 juin, je fus invité par le Dr Wolcott, à l'assister dans l'ablation d'une tumeur de l'abdomen, chez M. J..., âgé de 58 ans. Le
malade est grand, d'aspect anémique. Son aspect général indique
une affection sérieuse.

Du côté de sa famille, les antécédents sont bons; et lui-même a
joui d'une bonne santé, jusqu'à l'apparition de la tumeur, c'est-à-
dire jusqu'à, il y a six ans.

Depuis la première apparation du mal le malade a présenté quelques signes d'irritation du côté des organes urinaires; mais l'examen chimique et microscopique des dépôts de l'urine, n'a fourni,
sauf un dépôt albumineux probable, aucun renseignement.

A l'examen du malade, nous trouvons une tumeur volumineuse,
remplissant l'hypochondre droit, et refoulant en avant la paroi abdominale d'environ 2 pouces.

Par la palpation, nous constatons que la tumeur offre une consistance demi-solide, « qu'elle semble avoir un pédicule sur un
des sillons du foie, avec un point d'implantation plus large sur la
paroi postérieure de l'abdomen. »

Sans autre donnée, pour établir un diagnostic, que l'examen de
l'état actuel; étant donnée, de plus, l'altération marquée de la
santé générale, nous concluons que l'opération seule donne quelque chance de guérison.

Notre idée est que nous avons affaire à une tumeur kystique du
foie, comprimant le rein droit, et produisant sur ce dernier une
irritation suffisante pour expliquer l'albuminurie.

Après administration du chloroforme, le Dr Wolcott procède à
l'opération.

Incision en diagonale de la paroi, au niveau de la tumeur, jusqu'au péritoine, qui est trouvé épaissi, et étroitement adhérent à la
tumeur.

L'opérateur pratique une seconde incision. sur la tumeur même,
que l'on reconnaît être une masse encéphaloïde. On procède alors
au détachement de ses adhérences postérieures, et on remarque
que l'insertion supérieure de la tumeur à l'aspect d'un cordon épais
d'un pouce qui paraît provenir de la partie postérieure du foie.

Nous serrâmes fortement le pédicule, et la masse adhérente fut tranchée par le bistouri, la masse morbide soigneusement enlevée, après quoi l'on sutura les lèvres de la plaie.

On administra, après la cessation du chloroforme, du camphre et de la morphine.

La tumeur pesait 2 livres 1/2. En la sectionnant, on reconnut qu'elle provenait du rein dont la partie supérieure, non dégénérée, avait ses tubes et son bassinet normaux. Le malade vécut quinze jours après, et mourut par l'abondance de la suppuration.

On peut dire que dans cette observation singulière à tous les points de vue, l'opération a hâté la mort du malade.

On peut se demander d'ailleurs quelle sorte d'opération le chirurgien comptait pratiquer, en admettant qu'il n'eût pas commis d'erreur de diagnostic et qu'il se fût agi d'un kyste du foie comme il le pensait. Avait-il l'intention d'extirper le kyste du foie? C'eût été, nous le croyons, la première tentative de ce genre, et il est fâcheux que l'auteur n'ait pas indiqué le manuel opératoire qu'il comptait suivre.

En somme, là où l'intervention aurait été permise dans le cas de kyste ou de cancer du rein (nous citerons plusieurs néphrotomies tentées avec succès dans ce dernier cas), il nous semble qu'elle était tout à fait contre-indiquée, alors que dans la pensée des chirurgiens, il s'agissait d'un kyste du foie. Nous devons citer le fait de Peters qui, croyant enlever un rein calculeux, enleva un rein tuberculeux, chez un malade dont la prostate était tuberculeuse et un des épididymes tuberculeux et suppuré.

DEUXIÈME DIVISION.

Néphrectomies faites en connaissance de cause.

Cette seconde partie de notre travail est plus intéressante que la première. Tandis que dans les opérations précédentes le péritoine fut toujours intéressé, puisqu'on ouvrit la paroi abdominale antérieure, nous verrons que dans cette seconde série de faits, l'opérateur s'attacha le plus souvent à ménager la séreuse, et chercha à arriver directement sur l'organe par la région lombaire ; par conséquent le procédé opératoire, sauf quelques cas sur lesquels nous reviendrons plus loin, en traitant cette partie de la question, variera assez peu ; mais il n'en est plus de même des causes qui détermineront les chirurgiens à intervenir ; celles-ci sont très différentes et méritent d'être étudiées successivement.

CHAPITRE PREMIER.

NÉPHRECTOMIE DANS LE CAS DE SECTION DE L'URÉTÈRE, LE REIN ÉTANT SAIN.

La néphrectomie n'a été pratiquée que deux fois, que nous sachions, dans ces conditions, et les deux observations que nous rapportons in extenso sont très intéressantes à ce point de vue que le rein enlevé était sain.

Il n'était qu'indirectement cause des désordres graves

qui nécessitèrent l'opération, puisque ceux-ci étaient
dus, dans ces deux cas, à une section restée fistuleuse
de l'uretère; ce point rapproche assez l'opération ainsi
faite des néphrectomies expérimentales pratiquées sur
les animaux; le rein fut enlevé en pleines fonctions.

De ces deux néphrectomies, l'une fut faite par Simon,
eu 1870; c'était la première fois qu'on la pratiquait en
connaissance de cause et par la région lombaire. La seconde néphrectomie, pour section et fistule de l'uretère,
a été pratiquée cette année par le professeur Le Fort, a
l'hôpital Beaujon, sur un malade que nous avons pu
suivre pendant près de trois mois; ces deux observations
sont assez intéressantes et instructives pour que nous
les publiions en entier :

OBSERVATION I.

Hystéro-ovariotomie. Fistule uréthro-abdominale consécutive. Ablation du rein gauche. Guérison. (Simon, de Heidelberg. Deutsche kli-
nik, 1870).

La malade âgée de 26 ans, femme d'un cultivateur, avait été
opérée par le Dr Walther d'une tumeur kystique de l'ovaire, un an
et demi avant son admission à la clinique chirurgicale de Heidelberg.

L'incision abdominale une fois faite, on découvrit que la tumeur ovarienne était si intimement adhérente à l'utérus, très
augmenté de volume, que l'ovariotomie fut combinée à l'hystéro-
tomie. Mais la tumeur ovarienne n'était pas seulement adhérente
à l'utérus, elle l'était encore a l'uretère gauche, de sorte que, pour
son ablation, on dut disséquer l'uretère sur toute sa circonférence.

L'opérée guérit mais il resta une fistule abdomino-uréthrale, à travers laquelle s'échappait toute l'urine provenant du rein gauche. La
fistule était double : l'une, au-dessous de l'ombilic par la cicatrice
abdominale, l'autre par le tronçon du col utérin et le vagin. J'essayai

de porter remède à cette situation intolérable, en tentant d'établir une communication entre l'uretère et la vessie, et d'obtenir consécutivement l'occlusion de l'ouverture anormale. Mais après plusieurs essais infructueux, pendant lesquels la vie de la malade fut plusieurs fois en danger, j'abandonnai ce projet. Les essais tentés pour obtenir l'oblitération de l'uretère, et par là l'oblitération du rein, doivent être abandonnés, à cause des symptômes graves qui se manifestèrent. En dernier lieu, je pensai à l'extirpation du rein.

Par la lecture des travaux modernes, par l'expérimentation sur les chiens (trois succès sur quatre opérés), par la comparaison de cette opération avec quelques autres semblables qui ont été introduites dans la chirurgie, je me convainquis que dans ce cas la néphrotomie était non seulement justifiée, mais indiquée. En conséquence le 2 août 1869, je pratiquai la néphrotomie extra-péritonéale en présence d'un grand nombre de médecins et d'élèves, après avoir exposé les raisons qui, pour moi, m'obligeaient à recourir à cette opération.

La malade étant chloroformée et couchée sur le ventre, une première incision des téguments fut dirigée du bord inférieur de la onzième côte jusqu'au milieu de l'intervalle de la douzième à la crêté iliaque, à une distance de 5 centimètres environ en dehors des apophyses épineuses des vertèbres. Divisant ensuite couche par couche les tissus sous-jacents, les aponévroses des muscles petit, oblique et transverse, je refoulai en bas le bord externe du muscle sacro-épineux, le long duquel l'incision avait été pratiquée et le carré lombaire fut incisé. Le rein ainsi mis à découvert sans que les nerfs grand et petit abdominal, ni aucun organe important fussent lésés, la capsule cellulo-adipeuse fut ouverte de haut en bas et le rein isolé, énucléé avec le doigt, fit saillie au dehors.

Une forte ligature fut jetée sur les vaisseaux rénaux, et l'excision fut faite en ne laissant qu'une portion du hile destinée à servir de point d'appui et à l'empêcher de glisser. Quelques points de suture réunirent les deux extrémités de l'incision. L'opération avait duré quarante minutes.

Des vomissements bilieux, dus probablement au chloroforme, survinrent sans fièvre notable le lendemain. Urine trouble et peu abondante ; suppression de l'écoulement par les fistules.

Le surlendemain, pouls : 130 à 140 pulsations ; symptômes de péritonite commençante. Pas de trace de paralysie des membres inférieurs, comme chez les chiens néphrotomisés; pas de délire. Etat local satisfaisant ; pus rare et de bonne nature. On enlève quelques points de suture.

1er novembre il n'y avait plus de fièvre; bon appétit. L'opérée reprenait des forces et commençait à se lever.

Dès le 29, la plaie était cicatrisée, sauf le pertuis des ligatures donnant une ou deux gouttes de pus par jour. Enfin la malade a quitté l'hôpital complètement guérie quelques jours après.

OBSERVATION II.

Blessure de l'uretère par instrument tranchant. Fistules urinaires.
Néphrectomie. Mort.

Le 24 septembre 1879; un cordonnier T. Théophile se donna un coup de tranchet au dessous des fausses côtes droites, à 4 centimètres environ de la ligne médiane. On l'amena aussitôt à l'hôpital ; l'interne fit l'occlusion de la plaie à l'aide de la baudruche.

La plaie était petite, longue de 1 centimètre et demi environ, transversale.

Les premiers jours de l'accident, le ventre était douloureux à la pression, surtout près des bords de la plaie. Le malade mangeait peu, et avait le sommeil agité.

Vers le 27, apparurent des symptômes de péritonite partielle : douleurs abdominales à droite, vomissements verdâtres, face grippée. T. 28,5. 29°.

On appliqua sur le ventre des cataplasmes laudanisés.

Jusqu'au 2 octobre, les symptômes de péritonite dominèrent la scène : ce n'est qu'à partir de cette époque, qu'ils cessèrent peu à peu, puis complètement pour faire place aux symptômes suivants: Tension extrême de la paroi abdominale du côté droit; la peau chaude, luisante est un peu œdémateuse. Toute cette partie est douloureuse à la pression, mais la douleur se localise surtout un peu au dessus du pli de l'aine.

A cet endroit, on trouve, en effet, un empâtement très net. D'autre part, le malade qui étendait facilement la jambe droite la tient dans la demi-flexion; et dans la rotation en dehors.

La percussion sur la paroi abdominale donne un son mat: Il est impossible de percevoir la fluctuation.

Tous ces symptômes n'existent que du côté droit : à gauche, on ne trouve ni œdème ni gonflement, tout est absolument sain.

Les symptômes généraux sont à peu près les mêmes. Il n'y a plus de vomissements; mais la fièvre a augmenté, la température atteint 40°, les sueurs sont abondantes, le pouls petit.

Le diagnostic de M. Blum, qui remplaçait le professeur Le Fort fut : abcès de la fosse iliaque, probablement symptomatique d'un épanchement de matières stercorales.

Le 14 octobre, la fluctuation étant devenue appréciable, M. Blum ouvrit l'abcès au dessus du pli de l'aine, à l'endroit où l'empâtement avait été le plus manifeste.

Il s'échappa aussitôt de la cavité abdominale un liquide blanc jaunâtre, qu'on prit à ce moment pour du liquide ascitique. La quantité écoulée varia entre un litre à un litre et demi. Ce ne fut qu'après que s'écoula une quantité considérable de pus bien lié et sans odeur.

Après l'incision, M. Blum trouva toute la fosse iliaque interne à nu ; le muscle iliaque avait complètement disparu.

On fit alors une contre-ouverture à la région lombaire et l'on passa un drain par les deux orifices. Lavage à l'eau alcoolisée ; cataplasmes sur la paroi abdominale.

Le 16 octobre l'écoulement purulent continuait ; le malade avait moins de fièvre, pouvait dormir quelques heures. Appétit un peu revenu.

Le 1er novembre, diarrhée assez abondantes ; douleurs fréquentes dans la fosse iliaque.

Par l'ouverture faite en arrière de la fosse iliaque, il sort du pus en moindre quantité ; mais M. Le Fort qui avait repris le service, remarque qu'il s'écoule une assez forte proportion de liquide fort analogue à l'urine.

Le 8 novembre, on recueille séparément le liquide de la fistule lombaire : ce liquide a l'odeur de l'urine ; l'analyse indique en outre qu'il en a la composition. On y trouve peu de pus : coloration plus pâle que celle de l'urine qui s'écoule par l'urèthre. Cette dernière est peu abondante.

On place le 15 novembre un tube de caoutchouc dans la fistule, pour recueillir toute l'urine qui s'écoule par la plaie. Et la comparaison des quantités de liquide s'écoulant par la fistule ou par l'urèthre donne :

Le 16 novembre : — Par la fistule, 750 gr.; par l'urèthre, 600 gr.

Le 17 novembre : — Par la fistule, 800 gr.; par l'urèthre, 550 gr.

Le 18 novembre : — Par la fistule, 750 gr.; par l'urèthre, 700 gr.

Le 19 novembre, le tube est difficilement maintenu dans la fistule, et sa présence détermine des douleurs dans toute la région. On est forcé de l'enlever.

Le 25 novembre, les douleurs ont en partie disparu ; on essaye de fixer de nouveau un tube qui ne peut être maintenu.

On recueille alors seulement l'urine qui s'écoule par l'urèthre.

Le 12 décembre : 1050 grammes d'urine.

Le 13 1100 gr.	
Le 14 1200 —	
Le 15 1150 —	Bien qu'on ne puisse recueillir le liquide qui s'écoule par la fistule lombaire, il est évident qu'il y a balance entre la quantité rendue par cette fistule et celle rendue par l'urèthre.
Le 16 1100 —	
Le 17 800 —	
Le 18 750 —	
Le 19 600 —	
Le 20 600 —	

Le 21 600 gr.	Durant cette période, la quantité d'urine rendue par la vessie a été très peu considérable. Les douleurs lombaires sont devenues de plus en plus vives. Cependant l'émission par la fistule n'a pas augmenté proportionnellement, elle a été au contraire en diminuant sans cesse. Dans les journées du 23 et du 24, douleurs lombaires très vives, vomissements verdâtres ; fièvre revenant le soir. Cataplasmes laudanisés.
Le 22 500 —	
Le 23 500 —	
Le 24 650 —	
Le 25 650 —	
Le 26 600 —	

Le 28 1500 gr.	L'urine s'est remise à couler avec abondance par l'urèthre ; l'état général s'est amélioré. La fistule donne de moins en moins d'urine.
Le 28 1600 —	
Le 29 1700 —	
Le 30 2000 —	
Le 31 1500 —	

Le 1er janvier 1880, la fistule laisse passer à peine d'urine. L'appétit et les forces reviennent. Le malade peut se lever un peu dans la journée.

Le 11. L'urine a cessé complètement de couler par la fistule.

Depuis la deuxième moitié du mois de décembre, le malade a présenté une coloration gris foncé des paupières s'arrêtant nettement au bord adhérent de la paupière inférieure. Le mieux s'accentue jusqu'au 14 janvier.

Le malade est assez bien portant pour aller à Vincennes.

Au bout de 5 jours, le malade quitta Vincennes, et rentra chez lui.

Les accidents se reproduisirent à ce moment; deux jours après sa sortie de l'hôpital Beaujon, il observa un gonflement avec rougeur de la région iliaque, au niveau du point où on avait fait précédemment une incision.

A ce niveau il éprouvait de la douleur lorsqu'il toussait. Peu après, la cicatrice se rouvrit et donna issue d'abord à un liquide opalin, puis à de l'urine. Quelques jours après, la plaie de la région lombaire s'ouvrait aussi, et formait deux petites fistules, qui laissèrent également échapper de l'urine.

C'est quelques jours après que le malade rentra à l'hôpital.

9 février. Le soir et le lendemain matin, le malade a eu des vomissements accompagnés de céphalalgie; les jours suivants, les mêmes malaises se reproduisirent. Le malade ne peut dire si la quantité d'urine rendue, soit par les fistules, soit par le canal de l'urèthre, avait diminué.

Les vomissements, la céphalalgie opiniâtre, sans élévation de température, firent craindre que ces accidents ne fussent sous l'influence de l'urémie.

Le 11. Les vomissements ont cessé. Les deux pertuis de la cicatrice lombaire se réunissent pour ne plus constituer qu'une seule ouverture. Pas de fièvre; la céphalalgie diminue.

Le 13. Même état.

Le 16. On introduit une sonde en caoutchouc vulcanisé dans la plaie de la région iliaque, et on pénètre à une grande profondeur; mais l'urine continue à couler, bien plus entre la sonde et les bords de la plaie que par l'orifice même de la sonde.

Les vomissements ont complètement cessé.

Le 18. La plaie dans laquelle est introduite la sonde se remet à suppurer assez abondamment.

2 mars. Le malade perd toujours par ses deux fistules une quantité assez considérable de liquide blanchâtre, mêlé à une notable quantité de pus. Les urines sont devenues moins abondantes que lors de la sortie de l'hôpital.

Afin d'empêcher la stagnation de l'urine dans la vessie, on est obligé de mettre une sonde à demeure, qu'on enlève au bout de deux jours, le malade ne pouvant la supporter.

On se rattache de plus en plus à l'idée d'une section primitive de l'uretère.

1er avril. La quantité d'urine rendue par la vessie est environ double de celle rendue par la fistule. Le malade présente toujours la teinte bronzée survenue au commencement de la maladie. Il a un peu maigr

Le 3. M. Le Fort, afin de bien s'assurer de la non-communication des fistules avec la vessie, injecte dans celle-ci une solution d'iodure de potassium, et dépose au niveau de la fistule quelques gouttes de nitrate de plomb. Il ne se produit pas de précipité caractéristique. Plusieurs heures après, il n'y avait pas encore de précipité.

Depuis ce moment, on a recueilli jour par jour la quantité d'urine rendue par la vessie, et la majeure partie du liquide qui sort par les fistules.

Urine rendue par la vessie.		*Urine rendue par les fistules.*
Le 24.	900 gr.	500 gr.
Le 25.	580 —	450 —
Le 26.	1,400 —	600 —
Le 27.	500 —	400 —
Le 28.	450 —	540 —
Le 29.	500 —	700 —
Le 30.	650 —	650 —
1er mai.	590 —	500 —
Le 2.	550 —	600 —
Le 3.	700 —	450 —
Le 4.	500 —	700 —
Le 5.	780 —	900 —
Le 6.	900 —	600 —
Le 7.	700 —	500 —

La quantité d'urine totale a varié journellement entre 1,000 et 2,000 gr.

Celle rendue par la vessie est rouge et assez chargée en sels.

L'urine rendue par la fistule, environ de 300 gr. par jour, est blanche, légère, jaunâtre, et contient une quantité considérable de pus. Lorsqu'on la laisse déposer, il se forme au fond du verre une couche blanc verdâtre, floconneuse.

L'analyse du liquide a été faite à plusieurs reprises pour constater son origine.

Une première expérience démontre l'existence d'une quantité d'urée de 4 grammes par litre environ, l'albumine étant préalablement précipitée.

On fait prendre au malade du salicylate de soude, et on peut constater le lendemain la présence de ce sel dans le liquide sortant par les fistules.

Opération. — La néphrectomie est pratiquée, le jeudi 20 mai, par M. Le Fort.

Le malade, endormi, est couché sur le ventre, la tête dégagée autant que possible, et regardant du côté droit.

Premier temps. — Incision verticale s'étendant des dernières fausses côtes au niveau de la crête iliaque, et pratiquée à quatre travers de doigt, en dehors des apophyses épineuses. La peau et le fascia superficialis sont découverts, et l'on arrive facilement sur le bord externe du grand dorsal, qui est tiré en dedans.

Le carré des lombes, avec ses aponévroses superficielle et profonde, est incisé très vite, et l'atmosphère celluleuse du rein se trouve ainsi mise à nu.

Ce premier temps de l'opération n'a pas duré cinq minutes.

Deuxième temps. — Dégagement du rein. L'atmosphère celluleuse de l'organe, indurée et traversée par des travées extrêmement résistantes, adhère au rein de la façon la plus intime. Le travail inflammatoire de cette enveloppe semble même s'étendre à l'enveloppe cellulo-fibreuse du parenchyme, à la capsule du rein. L'organe lui-même est rouge, et semble plus friable qu'à l'état normal. Ces particularités sont reconnues dès les premiers efforts que l'on fait pour dégager le rein.

Celui-ci, en effet, enchâssé dans son atmosphère, ne peut être dégagé qu'avec les doigts, qui le sculptent, pour ainsi dire, dans ce tissu lardacé, et la capsule déchirée laisse voir à nu le parenchyme de l'organe coloré plus que de coutume.

Ce second temps de l'opération est extrêmement pénible à pratiquer. L'ouverture est trop petite pour laisser passer la main, et d'autre part les doigts ont du mal à contourner l'organe : ce n'est qu'au prix des plus grands efforts, et après une heure de travail, que M. Le Fort arrive à dégager d'abord le bord externe, ensuite l'extrémité inférieure du rein, puis son bord interne ; quant à l'extrémité supérieure, remontée dans la partie thoracique de la cavité abdominale, au niveau des deux dernières côtes, il est absolument impossible de la contourner : aussi est-on obligé de sectionner la dernière fausse côte, après avoir dégagé son périoste, la section ne comprenant ainsi que le tissu osseux.

Le rein peut alors être complètement dégagé, et une ligature avec un fil très solide est jetée sur tous les organes du hile.

Le rein est coupé de haut en bas : on a soin de laisser la partie interne, qui forme un large pédicule.

Pansement simple, avec compresses alcoolisées.

Pendant l'opération, on a eu lieu de craindre plusieurs fois des accidents dus au chloroforme, ce qui s'explique facilement par la position du malade, si opposée au libre jeu de la cage thoracique.

Le malade, ramené à son lit, est pris immédiatement de vomissements incoercibles ; il pousse des cris, et accuse des souffrances excessives. Une injection hypodermique de 0,01 c. de morphine le calme un peu, mais sans amener le sommeil.

Le soir, il éprouve le besoin d'uriner : Douleurs très vives dans l'abdomen, au moment de la miction. Il rend à peu près la valeur d'un verre d'urine.

Pouls petit, facies grippé. Tempér. 37,8.

Le 21. Les vomissements persistent et deviennent porracés. Champagne frappé; les vomissements continuent.

Le malade urine dans son lit, la quantité de liquide répandue ne semble pas être considérable. Le pouls très petit, filiforme, est fréquent et dicrote.

Les douleurs abdominales sont toujours très intenses. Le malade accuse également un point de côté, très douloureux, au niveau de la région thoracique. T. 38°.

Le 22. Les symptômes sont plus graves. Le malade souffre moins, mais il n'a plus que vaguement conscience de ce qui se passe autour de lui. On le sonde; il n'accuse pas de douleur.

L'urine contient un peu d'albumine ; on n'en avait pas trouvé dans l'urine du 21 mai.

La température n'est pas prise.

Nouvelle injection de morphine. Mort à une heure du soir.

Autopsie. — A l'ouverture de l'abdomen, on trouve les anses intestinales dilatées, légèrement congestionnées, sans trace de pus ni d'exsudat. Dans le petit bassin se trouve un petit épanchement de sang, qu'on peut évaluer à 80 grammes environ, et qui colore à ce niveau les anses intestinales.

En recherchant de suite l'état des parties, au niveau du rein enlevé, on reconnaît qu'il se trouve à cet endroit une sorte de foyer assez vaste, tapissé en grande partie par les restes de la capsule adipeuse du rein, tranformée en une membrane presque fibreuse, épaisse et dure (ayant sur certains points jusqu'à 1 centim. d'épaisseur).

Ce qui a été laissé du rein droit, pour retenir la ligature placée sur les vaisseaux, occupe cette cavité, et tient par un pédicule à la paroi interne. En examinant la partie supérieure du foyer, on s'aperçoit que le lobe droit du foie est grisâtre à ce niveau, et qu'il adhère de la façon la plus intime à la paroi (comme s'il avait participé à l'inflammation de la région, peut-être par suite d'une blessure simultanée du foie et de l'uretère).

Le vestige du rein droit est grisâtre, purulent à sa surface, et très bien étranglé par la ligature.

Dans ce foyer, à parois épaisses et indurées, on voit aboutir :

1º Un trajet fistuleux, sous-péritonéal, qui, par un trajet très court, se termine à la fistule cutanée de la région lombaire.

2º Un second trajet, plus long, anfractueux, presque direct, creusé sous le péritoine pariétal postérieur, et qui va aboutir à la fistule cutanée, antéro-inférieure. On insuffle facilement ce trajet, soit directement, soit par le bout inférieur coupé de l'uretère. C'est le trajet que suivait de préférence l'urine, glissant à côté de l'uretère, et non dans son intérieur, et allant se déverser, non plus dans la vessie, mais directement au dehors, par la plaie cutanée.

3º La recherche des deux bouts de l'uretère donne les résultats suivants :

Le bout supérieur de l'uretère est normal, comme volume, à sa partie supérieure. Après un trajet très court, il s'engage dans l'épaisseur même de la paroi de la poche qui environnait le rein, et s'ouvre dans cette cavité au niveau de son tiers inférieur.

Le bout inférieur n'est pas oblitéré; il se perd également dans la paroi, qui fait corps avec sa surface extérieure. Mais on constate, par l'insufflation de bas en haut, que la lumière du conduit est parfaitement libre.

4º Le rein enlevé était plus long que de coutume, 15 centim. de longueur; épaisseur normale, largeur de 4 centim. (non comprise la partie sectionnée). La surface présente des déchirures dues aux efforts de l'extirpation. Elle est rouge, congestionnée.

Le rein est un peu graisseux.

L'autre rein est normal. Pas d'hypertrophie.

L'examen histologique n'a pas été fait.

CHAPITRE II.

NÉPHRECTOMIE DANS LE CAS DE CANCER DU REIN
ET DE SARCOME DU REIN.

Il semble, lorsqu'on prononce le mot de cancer du rein, qu'il s'agisse là d'une affection médicale et non chirurgicale, que la médication est impuissante à guérir, et que les moyens palliatifs doivent seuls être mis en jeu. Or, nous citerons cinq néphrectomies pratiquées dans le cas de cancer ou de sarcome du rein, dont une par suite d'erreur de diagnostic, et les quatre autres faites en connaissance de cause.

La première opération, au point de vue chronologique, est celle de Stoddard (1861). Nous l'avons citée dans la première partie de ce travail. Rappelons que le chirurgien se décida à l'opération en croyant avoir affaire à un kyste du foie. L'opération se fit par la voie péritonéale; on trouva un encéphaloïde du rein pesant 2 livres. Le malade mourut.

OBSERVATION I.

Il y a deux ans, Martin présenta à la Société de Gynécologie de Berlin (10 décembre 1878) le rein droit d'une femme âgée de 53 ans. Ce rein avait subi la dégénérescence cancéreuse. La malade avait été prise subitement, en septembre, d'hématurie, de lourdeurs dans la vessie, et de douleurs sourdes dans le côté droit.

Martin diagnostiqua l'affection, et pratiqua l'extirpation du rein dégénéré, par la laparotomie. Dix-neuf jours après l'opération, la malade retournait dans son pays, complètement guérie.

Czerny (de Heidelberg) a pratiqué la néphrectomie dans les conditions suivantes.

OBSERVATION II.

Extirpation d'un rein carcinomateux, par Czerny (de Heidelberg).
19 septembre 1879.

Chez un marchand de vin, âgé de 50 ans, s'était développé une énorme tumeur (dont le plus grand diamètre mesurait 38 centim.).

Depuis environ deux ans, il souffrait violemment, mais ne présentait aucun trouble du côté des voies urinaires, cette tumeur descendait au-dessous du rebord des fausses côtes à gauche, était peu mobile et remplissait toute la moitié gauche de l'abdomen.

Comme je pus constater au moyen d'injections que le côlon descendant était situé au devant de la tumeur, je posai le diagnostic : tumeur du rein. Le malade, tourmenté au point de songer à se suicider, résolut de se faire opérer, bien que je lui eusse déclaré qu'il avait au moins 50 chances sur 100 de perdre la vie. Le 19 septembre de cette année, je tentai l'ablation de la tumeur par la laparotomie.

Le feuillet externe du mésocôlon descendant fut sectionné sur la tumeur. En allant plus loin on vit que les parties molles de la tumeur avaient traversé non seulement la capsule, mais encore le feuillet interne du mésocôlon.

On ne pouvait prendre aucun point d'appui sur les parties molles.

L'hémorrhagie ne put être arrêtée temporairement que par la compression de l'aorte, et dès qu'on l'eut cessée, l'hémorrhagie recommença de nouveau. Dès que je vis tous les symptômes d'une mort rapide par hémorrhagie, il ne me resta plus qu'à comprendre l'aorte dans une ligature. L'hémorrhagie s'arrêta, après quoi le ventre fut fermé, et on rapporta le malade dans lit. Il revint complètement à lui.

Deux heures après survirent l'anesthésie et la paralysie des membres inférieurs, lesquelles persistèrent jusqu'à la mort, qui arriva dix heures après l'opération. La tumeur était un cancer du rein. A l'autopsie on trouva que l'artère rénale avait été déchirée tout près de son entrée dans la tumeur, et que la ligature de l'aorte avait été placée entre les artères rénales, de sorte que le sang pouvait encore arriver dans le rein droit.

Voici une autre néphrectomie faite chez un enfant de 2 ans 1/2, pour un énorme sarcome du rein.

OBSERVATION III.

Néphrectomie, par le professeur Th. Kocher (Deutsche Zeitschrift für Chirurgie, 1878).

Le 10 juillet 1877, G... (O.) (de Berne), âgé de 2 ans et demi, fut reçu dans la clinique. Depuis sa naissance, il présente une grosseur de l'abdomen, qui n'a pas cessé de s'accroître. L'enfant, bien développé, a la face cyanosée, son abdomen offre une grosseur considérable, plus forte vers la gauche; les veines épigastriques sont distendues. Le côté droit de l'abdomen est mou; il résonne comme dans le cas d'une tympanite. Le côté gauche offre une plus grande résistance. Il est aisé d'y circonscrire une tumeur qui s'étend en haut sous le bord des côtes, en sort suivant la ligne parasternale par sa partie antérieure, puis descend par son contour arrondi jusque vers l'ombilic. Par derrière elle s'étend jusqu'à la colonne vertébrale et dans la région lombaire. L'intestin n'est sensible nulle part. La tumeur est ferme en tous ses points; elle est sphérique dans sa partie principale; mais par endroits on sent des saillies cylindriques et globuleuses, surtout sur le bord inférieur; à ces saillies correspondent des enfoncements en forme de sillons. La tumeur est assez mobile; elle se laisse comprimer à droite et à gauche, et de haut en bas.

Dans le narcotisme, on peut l'éloigner de sa position naturelle sous le bord des côtes; et cela à un tel point, qu'on peut alors mettre les deux mains ensemble à cet endroit, l'une devant, l'autre derrière. De même il est si facile en la soulevant de la faire sortir de la région lombaire que les doigts peuvent, dans ce cas, s'enfoncer sous le bord des côtes et sous celui du bassin. Une ponction fut faite sans résultat; un peu de sang seulement sortit. L'urine était à peu près dans son état normal. D'après cette description, il ne pouvait s'agir que d'une tumeur fœtale, d'une tumeur de la rate ou d'une tumeur du rein gauche. Après un diagnostic, le dernier cas parut le plus vraisemblable. On décida qu'en raison de la mobilité de la tumeur, on pratiquerait une incision que l'on ferait suivre de l'extirpation, dans le cas où celle-ci serait reconnue possible.

L'opération fut faite le 27 septembre, à 8 heures du matin, après les préparatifs ordinaires pour l'ovariotomie.

Après avoir rendu le Marsala qu'il avait pris quelques instants auparavant, le patient ne fit plus un mouvement.

L'incision fut faite de l'appendice xyphoïde jusqu'au milieu de l'espace qui sépare l'ombilic de la symphyse, sur la ligne médiane. On ouvrit alors la paroi abdominale; puis on introduisit en haut et en bas une sonde creuse sur laquelle on incisa la ligne blanche et le péritoine. Mais les intestins se précipitèrent avec une telle force au dehors qu'il ne fut plus possible de les contenir. Ils restèrent à l'extérieur, recouverts par un linge. La tumeur était recouverte par le péritoine de la paroi abdominale postérieure ; elle avait soulevé cette membrane par derrière, en même temps que le côlon descendant ; ce dernier parcourait la convexité supérieure du kyste de haut en bas. Tout cela montrait que la tumeur appartenait au rein. Le péritoine, que l'on ôta de dessus la tumeur, était couvert de veines extraordinairement épaisses et nombreuses. On passa ensuite des fils de catgut de place en place sur toute la longueur du côlon descendant, et l'on réussit à faire passer ce dernier par dessus la tumeur sur la ligne médiane. Le péritoine de la paroi postérieure fut de la même façon relégué sur le côté de la tumeur. Pendant ces préparatifs, le sang coula à plusieurs reprises de gros troncs veineux, qui sortaient de la tumeur et qui s'étaient déchirés, malgré toutes les précautions.

On arrêta l'hémorrhagie à l'aide de fortes pinces. Vers la base, il était relativement facile de détacher la tumeur, pendant que la couche normale de graisse enveloppait encore le rein. Tandis que la tumeur, mise à nu, offrait sur la surface supérieure un aspect bleuâtre, comme quelquefois les kystes de l'ovaire, la moitié inférieure était rouge viande, polie, brillante, comme un muscle entouré d'une dure aponévrose. Une fois que la tumeur fut isolée de tous ses points d'adhérence, on aperçut le pédicule qui, bien que très court et enveloppé d'un tissu lâche de graisse, présentait encore une longueur suffisante pour qu'on le liât fortement avec un fil double de catgut. On opéra la section au-dessus du fil. Il n'y eut pas trace de saignement.

La cavité péritonéale fut épongée, selon la coutume. Puis on ferma la plaie avec 20 fils de catgut, après avoir remis les intestins à leur place. Pansement de Lister. Le patient montra après l'opération un pouls faible ; mais n'eut pas de défaillance. L'opéré ne pouvant uriner spontanément, on lui vida la vessie avec le cathéter.

Le soir, pas de plainte, la température est de 37,4.

Vers le matin du 28, le malade parut inquiet ; et bientôt la température de 39,8 indiqua le commencement de la fièvre. Le ventre était gonflé, mais souple, et ne paraissait sensible nulle part ; la plaie avait un aspect tout à fait normal. Outre des lavements nourrissants, on fait prendre au patient du champagne. Malgré ce traitement, la température ne descend pas au-dessous de 38,7 ; puis elle remonte bientôt.

Le soir du 28, signes de défaillance. Dans la nuit dyspnée et convulsions avec contractions des extrémités supérieures ; la face est cyanosée.

Le 29, au matin, de très légères convulsions surviennent à nouveau ; mais il n'y a pas de vomissements ; le malade ne se plaint pas de la tête ; il urine spontanément comme le 28.

Le 29, à 1 heure de l'après-midi, la mort survint par une température de 41,6.

M. le professeur Langhans a eu l'amitié de mettre à ma disposition les détails qui suivent sur l'examen de la tumeur et les résultats de l'autopsie de l'opéré :

Sarcome glanduleux du rein, avec fibres musculaires striées.

Le rein offre une tumeur considérable pour le bas-ventre d'un enfant de 2 ans et demi. Dans son ensemble, cette tumeur reproduit, mais en plus grand, la forme du rein. Sa longueur mesure 15 centimètres ; sa largeur, 16 ; son épaisseur de 10 à 11 ; son poids est de 1,405 grammes. Bien qu'elle soit enveloppée d'une gaîne dure et tenace, on aperçoit aisément au milieu de l'un de ses -étroits côtés une dépression qui correspond au hyle du rein.

L'uretère et le bassinet existent encore ; leur muqueuse est tout à fait pâle. Le tiers environ de la face supérieure est formée par le tissu du rein. La tumeur a donc pris naissance dans les parties centrales du rein. Le tissu propre de la tumeur, en tant qu'il n'a pas encore subi de métamorphose, est mou et se gonfle sur la surface de section ; sa couleur est d'un gris rougeâtre ; il est transparent.

A l'examen microscopique, on voit que la tumeur est formée de deux tissus : des cellules épithéliales ; et des granulations mêlées à des fibres musculaires striées.

La dernière observation de néphrectomie pour un sarcome du rein est du même auteur. L'opération fut faite sur une femme de 35 ans; le rein était déplacé. L'observation est intéressante, en ce que l'auteur s'attache à établir avec le plus grand soin le diagnostic exact de tumeur du rein.

Observation IV.

Néphrectomie faite pour un sarcome du rein, par Kocher, 1877.

Mme S. d'A..., âgée de 35 ans, se présentait chez moi le 22 mars 1676. Elle est mère de sept enfants. La dernière naissance eut lieu en novembre 1874. Pendant le cinquième mois de la grossesse, elle avait ressenti des douleurs; et le septième mois, elle accouchait. Le Dr Zürcher d'Aarau m'a envoyé sur la malade le rapport suivant :

En février 1875 commencèrent des douleurs de ventre accompagnées de dévoiement et d'une tension de l'abdomen. Ces douleurs durèrent jusqu'à l'automne.

En juillet survint une hématurie, qui durait souvent de deux à trois jours, et l'on constate fréquemment une rétention passagère d'urine par suite de la coagulation du sang. Pendant les saignements les douleurs se faisaient sentir dans la région du rein droit, et rayonnaient dans l'aine. Dans le même mois on remarqua dans la concavité de l'os iliaque droit une grosseur des dimensions du poing, qui n'était pas douloureuse et se laissait déplacer facilement

Cette grosseur fut alors considérée par le médecin de la maison (Dr Imhof) comme un rein qui avait changé de place. En même temps que la tumeur grossissait, on vit diminuer de plus en plus la quantité de sang mêlé à l'urine, et celle-ci devint claire. Les règles avaient lieu toutes les trois semaines, sans fatigue. La malade croit que l'hématurie et le developpement de la tumeur sont le résultat d'un effort violent, à la suite duquel elle ressentit immédiatement en juin des douleurs dans le côté droit.

L'état était le suivant : la malade est anémique à un haut degré; elle prétend n'être devenue si pâle et si faible que dans ces derniers temps. Dans l'abdomen se trouve à droite et jusque sur la ligne médiane, une tumeur ovale, de la grosseur de la tête, formant une forte saillie globuleuse et située un peu transversalement. Elle est extraordinairement mobile. On peut la pousser vers la droite jusqué sur la ligne médiane, mais moins loin à gauche. Elle est mobile autour de son axe, si bien qu'on peut changer sa position transversale en position verticale. Elle correspond assez exactement par sa forme et par ses rapports avec la colonne vertébrale, avec le rein droit qui aurait considérablement augmenté.

La tumeur se laisse facilement soulever hors du bassin; elle est tout à fait indépendante de l'utérus, qui est situé en arrière.

Toute l'entrée du bassin se laisse déprimer et est libre. En outre on sent très clairement par le toucher rectal un cordon mou, de l'épaisseur d'environ trois doigts, qui descend sur le côté droit de la colonne vertébrale. On ne saurait démontrer l'existence d'une pulsation dans ce cordon. Mais il s'étend très manifestement vers un point de la tumeur qui offre une dépression semblable à un hile. La tumeur est ferme, élastique aux endroits qui font saillie, pseudofluctuante. Les glandes ne sont nullement gonflées. Le foie et la rate gardent leurs contours ordinaires.

D'après cela, on pouvait avec sûreté se déclarer en présence d'une tumeur sur le rein droit, extrêmement mobile; et comme une ponction n'avait eu aucun résultat et que le morceau de tissu retiré avec le troquart consistait d'après le D⧧ Langhaus en une masse granuleuse (cellules rondes, étoilées, fusiformes), le diagnostic, vu le manque de toute adhérence de tumeurs secondaires et de gonflements des glandes, devait être sarcome du rein.

L'opération fut tentée le 20 avril 1876 dans une maison privée. On s'était entouré de toutes sortes de précautions antiseptiques. Par malheur, la fatalité voulut qu'un instrument qui jusqu'alors avait bien fonctionné refusât son service au cours de l'opération. On fut assez long à le remplacer, Puis l'extirpation du kyste sembla si difficile qu'on résolut de ne pas mettre plus longtemps la vie de la malade en péril; on referma la plaie. Deux jours après la malade se plaignit de douleurs dans le côté droit de la tumeur. Le matin du troisième jour on constata une faible élévation de température et des symptômes de péritonite, la mort survint dans la soirée.

CHAPITRE III

NÉPHRECTOMIE DANS LES CAS DE CALCULS DU REIN

Cette partie de la question est très importante ; c'est en effet à propos des calculs du rein qu'on a d'abord pensé à pratiquer la néphrectomie ; dès 1690, Etienne Blancard avait jugé l'opération possible dans les cas où les reins sont calculeux ; il avait même fait, à ce sujet, quelques expériences sur les chiens.

Plus tard, Rayer condamna cette tentative :

« Je ne dirai qu'un mot de l'extirpation du rein calculeux que Blancard et quelques autres ont cru praticable ; s'il est possible d'extirper le rein sain chez un animal, ce serait folie que de tenter chez l'homme atteint de calcul une telle opération. Chez les animaux même on rencontrerait des difficultés sans nombre s'il s'agissait d'un rein calculeux et en suppuration ; les adhérences qu'il aurait contractées avec le péritoine et les parties environnantes ne permettraient pas de l'extirper sans occasionner des désordres mortels. »

Ce pronostic si grave, porté par Rayer, sembla arrêter les chirurgiens jusqu'à ces derniers temps ; voyons si les tentatives faites pour extirper le rein calculeux, ont confirmé sa manière de voir.

Le premier rein calculeux fut enlevé par Simon, de Heidelberg ; l'observation de ce premier cas est bien connue ; comme elle est très instructive à tous les points de vue, nous l'exposeronps requ'en entiers.

Observation V.

Extirpation d'un rein dans la lithiase rénale, par le professeur G. Simon, d'Heidelberg (1874, in Archiv. für klinische Chirurgie, voir Langenbeck).

La malade est une dame âgée de 30 ans, mariée depuis plusieurs années, et originaire de Géorgie.

Elle souffre depuis dix-huit ans (à la suite, dit-elle, d'une rougeole rentrée) de douleurs sourdes dans le flanc gauche. Ces douleurs s'irradient du côté de la vessie, et augmentent d'intensité, dans les mouvements violents, par exemple l'équitation. De plus, l'urine est purulente et se décompose très rapidement. De temps à autre, surviennent des frissons suivis de fièvre et de sueurs, qui durent peu, et n'altèrent pas la santé.

Six ans après le début, les douleurs augmentent et prennent le caractère de coliques néphrétiques, qui duraient six à huit heures, et revenaient toutes les cinq à six semaines. Dans l'intervalle des coliques, la malade se porte bien.

Malgré ces douleurs, la malade ne considérait pas sa maladie comme sérieuse, et un an et demi avant son arrivée à Heidelberg elle épousa un commerçant. Après son mariage, les douleurs augmentèrent avec une grande intensité. Les attaques de coliques devinrent plus fréquentes et plus violentes, et leur durée de trente-six à quarante-huit heures.

Deux fois la malade devint enceinte; mais elle avorta pendant un accès de coliques néphrétiques, la première fois après une gestation de quatre mois, la seconde fois, au bout d'un mois.

Les urines purulentes renfermaient alors, de plus, des graviers de la grosseur d'une tête d'épingle à celle d'un pois, et de petits caillots de sang. Les médicaments qu'on lui administra à cette époque échouèrent complètement.

La malade se trouvait très malheureuse, non seulement parce qu'elle vivait dans la crainte continuelle d'accès de coliques, mais encore par la pensée que sa mauvaise santé l'empêcherait désormais d'avoir des enfants.

Ayant appris que j'avais opéré heureusement une malade atteinte d'une affection analogue, elle vint me trouver à Heidelberg me demandant de la soigner, et de la guérir même au prix de l'extirpation d'un rein.

La malade était une dame de moyenne taille et assez mince : visage pâle, le corps maigre ; l'appétit peu développé, mais les autres fonctions, particulièrement les règles, s'accomplissant bien.

A cette époque la malade en était arrivée à sa plaindre de fatigues à la suite du moindre travail, de maux de tête fréquents, et de l'affaiblissement de ses facultés intellectuelles.

A l'examen de l'abdomen, il fut impossible, malgré sa maigreur, de constater aucune matité ni aucune augmentation de volume du côté du rein gauche : mais il existait au niveau de ce dernier, un point douloureux qui se prolongeait le long de l'uretère du même côté.

Les urines étaient louches, à sédiment épais, elles devenaient rapidement ammoniacales. Le sédiment était formé de leucocytes, de caillots sanguins, et, à la suite des coliques, on y trouvait des graviers de phosphates calcaires.

Pendant les quatorze premiers jours de son séjour à Heidelberg la malade n'eut pas d'accès de coliques; puis elles se montrèrent trois fois dans l'espace de six à sept jours. Le chloroforme, les injections de morphine, ne calmaient les douleurs que pendant peu d'heures, et elles avaient l'inconvénient d'augmenter les vomissements et les maux de tête. A la suite des attaques, la malade restait complètement épuisée.

L'auteur, après cet examen de la malade, pense qu'une opération est indispensable ; seulement on peut hésiter entre deux méthodes. Incision du rein (néphrotomie); ou bien extirpation du rein néphrectomie).

Ici, la première méthode est contre-indiquée. Dans le cas où la substance du rein serait conservée, car alors l'incision de l'organe aurait pour résultat une hémorrhagie grave. Et dans le cas actuel, les conditions ne sont pas favorables à l'incision, puisque l'examen attentif n'a pu faire trouver une augmentation de volume du rein.

Nous devions en outre nous assurer que les deux reins n'étaient pas malades. Or, dans le cas actuel, un seul rein paraît affecté, D'autre part, pendant les accès, l'urine n'en est pas moins absolument normale.

Il fallait ensuite, s'assurer qu'il n'existait pas d'adhérences notables, et anormales du rein ; ici elles ne sont plus à craindre, puisqu'il n'y a pas d'hydronéphrose, et que c'est cette dernière qui les détermine.

En troisième lieu, nous devions nous demander si la diathèse ne devait pas retomber sur l'autre rein. Or, les calculs composés de phosphates, montraient qu'il s'agissait ici d'une affection locale et non diathésique.

Ce sont ces considérations qui me décidèrent à l'opération.

Voici ce que je comptais faire :

Faire une incision à la région lombaire ; aborder le rein ; au cas où je trouverais le rein ou le bassin dilatés, et contenant un calcul facilement accessible, j'étais résolu à inciser, extirper ce calcul, et établir une fistule du rein.

Si, au contraire, ces conditions n'existent pas, j'étais décidé à extirper le rein.

Enfin, au cas où, contre mon attente, il se présentait des adhérences intimes du rein, avec les tissus environnants, je pensai qu'il ne faudrait pas interrompre l'opération, mais bien réséquer la douzième côte, lier les vaisseaux sur place et énucléer le rein.

L'opération fut faite le 28 août 1871.

L'incision lombaire jusqu'au rein fut faite rapidement et sans hémorrhagie ; mais la capsule adipeuse du rein avait une consistance beaucoup plus grande que d'habitude, si bien que je me demandai si je n'étais pas en présence du péritoine, mais en palpant cette région, je sentis sous cette membrane un corps irrégulier, mince et flasque, donnant absolument la sensation d'un intestin rempli de matières molles.

J'hésitais donc à inciser, mais en pensant qu'il s'agissait d'une disposition anormale de la capsule du rein, j'incisai et j'arrivai sur l'extrémité inférieure du rein. Celui-ci, autant qu'on pouvait le sentir et le voir, était petit, bosselé, et plus adhérent que de coutume avec les tissus environnants.

Je cherchai immédiatement à faire le diagnostic du calcul par le toucher ; j'introduisis le doigt indicateur dans la plaie jusqu'au hile, où je sentis facilement l'origine du bassinet et de l'uretère, mais, à ma grande déception, je ne pus sentir de pierre.

Quelle était la cause de cette situation ? Les calculs étaient-ils éliminés ? N'avaient-ils jamais existé ? Ou bien ne se laissent-ils pas sentir ? Cette dernière hypothèse était la seule possible, mais, en admettant la première, fallait-il interrompre ? Ou bien, dans la dernière, fallait-il continuer l'opération ? Je résolus de continuer, car le rein était manifestement malade ; mais quelle opération fallait-il faire ? L'incision du bassinet et de l'uretère était impossible, car ces conduits étant peu dilatés et difficilement accessibles, il aurait fallu mettre à nu tout le rein ; or, cette opération était plus grave que l'extirpation, à cause de la suppuration inévitable du rein.

Je résolus donc l'extirpation et je cherchai à énucléer avec les doigts l'extrémité inférieure de l'organe, ce qui fut facile. J'éprouvai plus de peine à isoler son bord costal, et là, je déchirai dans une petite étendue la capsule du rein. Comme j'allais très lentement, l'enlèvement du rein ne fut achevé qu'au bout d'un quart d'heure, sans faire de violence. Une légère hémorrhagie résultant de cet enlèvement pouvait être négligé. Je tirai alors le rein hors de la plaie, jusqu'à ce que son pédicule fût venu se montrer au dehors ; celui-ci fut isolé, avec des pinces à griffe, de la capsule adipeuse, et l'uretère se montra avec une disposition en forme de fourche, à son union avec le bassinet ; un double fil fut passé sur cette fourche, et le pédicule fut lié des deux côtés. Je séparai alors le rein en laissant un bout du pédicule.

Pendant le long travail de l'isolement du rein, j'avais, à mainte reprise, palpé cet organe pour sentir les calculs, mais sans pouvoir les trouver ; mais, à peine avais-je incisé le bassinet que je tombai sur les calculs ; on y trouva 18 à 20 calculs, d'une grosseur variant d'une lentille à une cerise.

Après l'enlèvement du rein, il reste une grande cavité.

Quelques minutes après l'opération, comme nous nous disposions à recouvrir la plaie avec le pansement habituel, il se produisit une forte hémorrhagie, qui, comme un examen attentif nous le démontra, provenait du pédicule. Le pédicule fut tiré au dehors, grâce au fil à ligature, et de nouveau lié dans ses deux portions. La recherche de l'hémorrhagie et la nouvelle ligature, durèrent dix minutes.

La cavité de la plaie fut remplie de charpie, puis pansée avec de la charpie, des bandes de diachylon, et un bandage de corps.

L'opération avait duré une demi-heure.

L'examen du rein enlevé donne les caractères suivants : rein plus petit que la normale : 90 grammes, surface bosselée, capsule adhérente. Le tissu est dur, la substance corticale a 1 centimètre d'épaisseur seulement ; les pyramides sont également diminuées.

Un endroit au milieu du rein présente une pyramide absolument atrophiée, transformée en une cavité cônique ; on y trouve des calculs, caillots sanguins, pus, etc.

La marche fut très favorable jusqu'au 21e jour ; plus favorable même que chez la première malade qui guérit. On n'observe pas de phénomènes urémiques. Les vomissements qui, chez la première malade avaient duré trois jours, ne furent qu'au nombre de huit, pendant les premières heures, et ne se reproduisirent pas. La fièvre

fut très modérée après l'opération, et nulle après le septième jour;
pendant les sept premiers jours, elle ne dépassa pas 38,8; pouls,
110 pulsations le 1er jour, puis 90.

Pendant les six premiers jours, le malade se plaignit de douleurs
dans le bas-ventre, qui s'irradiaient de la plaie jusqu'à la vessie,
en suivant le trajet de l'uretère; ces douleurs augmentèrent par la
constipation qui persiste jusqu'au sixième jour, le septième jour
les douleurs disparurent après une garde-robe abondante provoquée
par le calomel et la rhubarbe.

On administra des aliments liquides jusqu'au septième jour, puis
des viandes rôties. Après la première selle, l'appétit augmenta
beaucoup.

L'urine après la deuxième évacuation était normale ; le premier
jour elle était déjà de 590 c. cubes; le jour suivant elle était de
800 c. cubes, puis elle resta à ce chiffre.

Cette quantité pouvait être considérée comme normale, puisque
la malade buvait moins et transpirait plus que d'habitude.

La plaie, d'abord sanguinolente, sécrétait un pus sanieux, mêlé
à des débris de tissu conjonctif sphacélé; dès le huitième jour, le
pus devint louable et apparurent les bourgeons charnus.

Les ligatures du pédicule tombèrent le onzième jour et le sei-
zième jour.

Dès le huitième jour, la malade put se retourner dans son lit
sans douleur, et dès le douzième jour elle mangeait assise. Elle
écrivait des lettres et comptait le jours où elle pourrait se lever.

Mais le vingt et unième jour, elle fut prise, six heures après
l'exploration de la plaie avec le doigt, de fièvre et de frissons ; la
température resta élevée pendant deux jours, puis la fièvre tomba;
ce même jour la malade eut l'idée de manger des pêches et des
prunes ; à la suite de cela se montrèrent des coliques intenses. Le
vingt-huitième jour apparurent les symptômes d'une pleurésie
double et le malade mourut le 31 juillet. Avec la fièvre, la plaie
prit un mauvais aspect ; ses bords et les bourgeons charnus devinrent sanieux et la pus devint séreux.

Autopsie. — Péritonite purulente ; pleurésie avec épanchement
séro-purulent peu abondant ; fausses membranes fibrineuses. Dans
le péritoine, fausses membranes molles, abondantes surtout dans
la région lombaire et diaphragmatique ; de plus, adhérences an-
ciennes assez éloignées du rein enlevé. La plaie cutanée avait
7 cent. de longueur, 2 cent. de profondeur ; la cavité d'où le rein
avait été retiré était comblée. Il n'y avait pas trace de pus aux en-

virons de la plaie, du côté de l'abdomen. Les veines du rein, pas plus que celles du bas-ventre ou du membre inférieur ne renfermaient de thrombose. L'uretère lui-même ne renfermait pas de pus ; le pédicule des vaisseaux et de l'uretère était confondu avec la plaie et oblitérait seulement sa partie inférieure. L'uretère de ce côté était dilaté, les vaisseaux au contraire étaient rétrécis ; la miction de ce rein était moindre, en raison de ses altérations.

Le rein droit était hypertrophié ; 196 grammes, 14 cent. de longueur, 6 cent. 1/2 de largeur, 4 cent. d'épaisseur. Il était donc double d'un rein normal, et absolument sain dans toutes ses parties. Du même pour le poumon, le foie, la rate. Le cœur était normal. Poids 231 grammes ; ventricule gauche 9 cent. de longueur, 1 cent. 1/4 d'épaisseur ; ventricule droit, largeur de 5 cent. ; le septum ventriculaire 1 cent. 1/3 d'épaisseur.

La malade est morte de septicémie, avec péritonite purulente et pleurésie.

CHAPITRE IV

NÉPHRECTOMIE DANS LE CAS DE REINS FLOTTANTS

Il faut arriver jusqu'en 1878 pour trouver une néphrectomie pratiquée sur un rein flottant ; toutefois, lorsqu'on lit l'observation de Gilmore (1871), on voit qu'on peut la ranger parmi les opérations faites sur le rein flottant. Nous citerons donc tout d'abord cette dernière, qui date de 1870.

OBSERVATION I.

Extirpation d'un rein douloureux et déplacé chez une femme enceinte de cinq mois. — Guérison. (American journal of obstetrics, mai 1871).

Il s'agit d'une femme de 33 ans, qui accoucha pour la première fois quatre ans auparavant. Elle vit apparaître alors, à la partie supérieure de la région lombaire gauche, une tumeur mal limitée qui était le siège de douleurs continuelles. Dans la seconde moitié du mois de juillet 1870, les douleurs devinrent tellement vives, que la malade réclamait un soulagement à n'importe quel prix. Gilmore, qui la soignait, venait de lire dans le numéro du mois de décembre du *New-York médical journal*, la relation du fait de Simon, d'extirpation du rein suivie de succès. Il se détermina à enlever cette tumeur douloureuse, quelle qu'elle fût, quand même ce serait le rein.

L'opération fut faite au milieu de décembre 1870. La malade était enceinte de cinq mois. Le chirurgien fit une incision le long du bord externe de la masse sacro-lombaire et trouva la tumeur renfermée dans un sac herniaire formé par la propulsion en dehors du muscle carré des lombes ; la tumeur reposait sur les apophyses transverses des deux premières vertèbres lombaires, et son extrémité supérieure était appuyée sur la dernière côte.

« Il est hors de doute, écrit Gilmore, en envoyant la tumeur enlevée, à M. Nott (de New-York), que c'est un rein atrophié. Ce rein était flottant avant la grossesse et fut poussé dans cette position anormale par l'élévation de l'utérus gravide, qui le chassa de l'abdomen en le faisant passer au dessous de la dernière côte, entraînant devant lui le carré des lombes, qui forma son sac herniaire. Vous pouvez voir sur la tumeur les dépressions laissées par les apophyses transverses, ainsi que les restes de l'uretère. Le frein, maintenu dans cette position et constamment comprimé par le sacro-lombaire et le carré des lombes, s'atrophia, perdit son caractère glandulaire, et se transforma en une masse fibreuse. Sa nutrition se faisait par un seul petit vaisseau, qui fut lié après l'ablation. La douleur dans la région lombaire était continue, et la palpation était insupportable au niveau de la tumeur.

La femme qui était une négresse, à constitution chétive, a guéri complètement, et la grossesse a suivi son cours.

L'examen de l'organe enlevé le fit reconnaître pour un rein atrophié et profondément altéré.

OBSERVATION II.

Archiv. für klinische Chirurgie, von Langenbeck, 1879. — Observation d'une malade opérée par Martin, (rapportée par Fr. Keppler).

Mme W. Seh, de Berlin, âgée de 49 ans, fut réglé à 15 ans ; les règles furent difficiles et abondantes.

A 18 ans, fièvres intermittentes. Plus tard la malade maigrit énormément. Sur ces entrefaites elle eut un enfant, qui mourut de convulsions. Six mois après son accouchement, c'est-à-dire il y a neuf ans, les jambes de la malade devinrent tellement raides, qu'elle ne pouvait plus les remuer. Au bout de six semaines, la motilité revint peu à peu, et elle put quitter le lit. Ce n'est qu'un an après l'accouchement, que la malade remarqua pour la première fois que quelque chose, qu'elle comparait à une boule, lui roulait dans le ventre ; elle ressentait en même temps de violentes douleurs entre les omoplates ; ces douleurs montaient vers le cou, et empêchaient que la tête ne tournât facilement. La faiblesse des pieds revint et s'accompagna de vertiges, palpitations, de dyspnée, de manque d'appetit, de malaises, d'envies de vomir, enfin de constipation opiniâtre. Les douleurs étaient violentes dans le ventre et dans la tête, mais surtout le long de l'épine dorsale, et s'irradiaient dans les cuisses et jusque dans les pieds. Elle éprouvait tantôt une sensation de chaleur, tantôt une sensation de froid dans le dos ; enfin elle sentait bien moins le sol avec ses pieds. Tous ces symptômes étaient plus accentués du côté droit que du côté gauche. La ménopause arriva il y a trois ans, sans que les douleurs aient cessé, et lui aient permis de travailler.

La malade est une femme très amaigrie ; cependant les parois abdominales ne sont pas très flasques. Pas de manifestations morbides du côté des poumons, du cœur, du foie, de la rate. En palpant avec les deux mains, on peut sentir le rein droit situé au milieu d'une ligne tirée de l'ombilic à l'épine iliaque antéro-supérieure droite. Lorsqu'on percute sur la tumeur on obtient un son tympanique ; pas d'excavation dans la région lombaire droite. Matité absolue à la percussion à droite. La tumeur est mobile et se laisse refouler vers les lombes, d'où elle sort à la première inspiration.

On propose à la femme de l'opérer, sans lui cacher le danger qu'entraine l'opération. Elle accepte, et on pratique la néphrectomie malgré le mauvais état de la malade. On dut renoncer à l'opérer par le dos sans léser le péritoine ; car dans tous les cas qu'il nous avait été donné d'examiner sur la table d'amphithéâtre, la glande mobile était entourée d'une longue enveloppe bursiforme, formée par le péritoine, et placée au milieu des intestins. On préféra donc la laparatomie, qui fut faite le 24 mars 1878, avec les précautions antiseptiques les plus strictes.

Le 25 mai la guérison était complète.

Observation III.

Femme également opérée par Martin.
L'observation est rapportée par Fr. Keppler.

A. Balsam, âgée de 30 ans, fit une chute sur le siège il y a deux ans. Elle éprouva à la suite, de violentes douleurs en un point fixe de l'épine dorsale. Il y a cinq mois, les douleurs lombaires prirent une intensité excessive. Il semblait à la malade qu'elle avait dans le ventre un corps dur et mobile. Ces douleurs l'empêchaient de travailler; la constipation était opiniâtre. Les douleurs devinren intolérables et la forcèrent d'entrer à l'hôpital.

A son entrée le 24 juillet 1876, la malade a un aspect fort misérable; lorsqu'elle est couchée, on sent une tumeur dans l'abdomen; la percussion à son niveau ne donne aucun signe, car elle fuit à chaque coup.

On se décida à opérer la malade le 25 août 1878 :

On fait une incision sur la ligne blanche, longue de 20 centimètres. L'opération dura 50 centimètres, et ne présenta rien de particulier à noter.

La malade était guérie le 18 septembre.

Observation IV.

Martin pratique quelques mois après une néphrectomie dans un cas complètement analogue. L'opération réussit.

CHAPITRE V

NÉPHRECTOMIE DANS LE CAS DE TRAUMATISME DE L'ORGANE

Nous avons recueilli deux observations de néphrectomie pratiquée à la suite d'un traumatisme grave de l'organe; dans un cas, l'extirpation suivit de près la blessure; dans l'autre cas, ce fut longtemps après, à la suite d'une longue suppuration, qu'on se décida à l'opération.

Observation I.

Extirpation du rein à la suite d'un coup de couteau dans l'hypochondre gauche (Brandt).
Observation résumée dans : Union médicale, 1874.

Un homme de 25 ans, ayant reçu un coup de couteau dans l'hypochondre gauche, une légère hémorrhagie s'ensuivit, et, trois heures après l'accident, une tumeur charnue se présenta à l'ouverture de la plaie et en fut même expulsée par des accès de toux très douloureux. Rentrée aussitôt, elle fit issue de nouveau lorsque le malade fut admis à l'hôpital. Le D' Brandt reconnut aussitôt le rein gauche avec l'uretère. Sa surface contuse laissait échapper un liquide alcalin, jaunâtre et transparent, et même rougeâtre, d'un poids spécifique de 1,041 à 1,052, contenant de l'albumine et de la mucine en abondance avec de l'hémoglobine, des traces d'urée, et des matières salines. L'examen microscopique montra du pus, des globules et des débris d'épithélium du calice et des bassinets.

M. Brandt, jugeant cet organe inutile, et sa rétention dangereuse, en fit la résection, le quatrième jour après la blessure. Une double ligature fut posée sur le pédicule. Quinze jours après, le malade quittait l'hôpital sans aucune complication d'urémie ni de péritonite. La quantité d'urine excrétée chaque jour, mesurée pendant les dix jours qui suivirent la résection, augmenta graduellement de 900 à 1,500 grammes.

Elle était surtout acide, de composition normale, d'un rouge jaune d'abord, puis jaune clair.

Observation II.

Plaie du rein par arme à feu. — Fistule réno-lombaire. — Extirpation du rein par Bruns. — Mort. — (Linser, Würtemb. Cor. Blatt., 1871) Et : Lyon Médical, 1872, page 453.

Un soldat avait reçu à Champigny, le 2 décembre 1870, un coup de feu dans la région lombaire gauche. L'orifice d'entrée se trouvait sur la ligne axillaire gauche, immédiatement au-

dessous de la douzième côte, et l'orifice de sortie à droite de l'apo-
physe épineuse de la seconde vertèbre lombaire. Il y eut de l'hématurie seulement pendant les premières vingt-quatre heures;
mais, lors de la réception du blessé au lazaret de Kircheim, le 8
décembre, l'urine qui s'écoulait en partie, par l'ouverture d'entrée
en partie par l'urèthre. ne contenait plus de sang, mais une certaine quantité d'albumine. Le trajet du projectile était perméable,
soit à une sonde droite, soit à une injection d'eau; le gonflement
des parties molles au voisinage de la plaie était encore faible; par
les deux orifices sortait de l'urine mélangée de pus en flocons, une
chopine environ dans les vingt-quatre heures. L'écoulement était
plus considérable dans le décubitus sur le ventre.

Le blessé était faible mais pouvait encore s'asseoir et se tenir
debout seul. Appétit faible, langue humide, constipation depuis
huit jours.

Pas de symptômes du côté de la moelle. La température était à
38,4, le matin du 8 décembre, à 40° le soir. Afin de recueillir l'u-
rine qui s'écoulait, on coucha le malade sur un coussin muni d'une
dépression et revêtu de caoutchouc; le voisinage des plaies fut
lavé à l'eau tiède et imbibé fréquemment d'eau de Goulard.

Au commencement de janvier, il s'écoulait de la plaie de l'urine
plus épaisse, du pus plus louable, surtout par la pression sur les
parties molles situées entre les deux orifices. La sonde pénétrait
en bas dans un espace où son extrémité recourbée pouvait se mou-
voir sans obstacle. Un drain avait été placé.

Le 13, survint du gonflement autour des chevilles du pied gauche; la jambe était le siège de douleurs vives dans la station debout, et la cuisse ne pouvait être étendue.

Par la plaie s'écoulait toujours de l'urine renfermant un grand
nombre de corpuscules de pus et de cylindres fibrineux. Dans le
but de s'opposer à la stagnation fréquente de pus et de l'urine, et
de leur donner un écoulement facile, on fit dans le sillon latéral
lombaire une incision longue de 1 cent. 1/2, profonde d'autant,
directement sur le rein, et on introduisit dans cette ouverture un
tube à drainage. L'urine se décomposant rapidement, on dut lavee
la plaie fréquemment, avec soin, et veiller à la bonne aération de
la chambre.

Au commencement de mars, il sortit souvent par la plaie des calculs rénaux de forme irrégulière, blancs, très faibles, d'un volume
variant de la grosseur d'un grain de millet à celle d'une lentille.

Le 10. Apparition d'une douleur dans la région du rein droit, urines rares; le malade est très déprimé, la température est de 39,9; le pouls est à 144; dans l'après-midi il y eut un frisson.

Le lendemain, pendant la miction, douleur au-dessus de la symphyse, envies de vomir, selles diarrhéiques fréquentes; l'urine, excrétée en très petite quantité, était gris noirâtre, celle qui s'échappait de la plaie, d'une teinte jaune grisâtre et mélangée d'une grande quantité de pus.

Le 13. L'état général était meilleur.

Le 23. L'extirpation du rein fut pratiquée par le professeur von Bruns, le malade étant chloroformé. L'incision faite précédemment fut prolongée en ligne droite, en haut, jusqu'à la douzième côte, en bas jusqu'à la crête iliaque, le long du bord externe du sacro-lombaire. On pénétra successivement, couche par couche, à travers des tissus infiltrés et indurés, tantôt coupant, tantôt les écartant avec le manche d'un bistouri. Quand l'intrument tranchant eut pénétré jusqu'au fascia transversalis, ses coupes donnèrent le son creux caractéristique, qui se produit dans une cavité remplie d'air. L'incision de ce fascia, une fois faite, on eut sous les yeux un corps gris rougeâtre, mou, lisse, ressemblant à l'intestin, présentant des bosselures, et donnant à la percussion un son tympanique. Quelques parties de cette tumeur semblables à l'intestin enflammé, offraient une résistance variable, des points durs, et des points plus mous, dépressibles. Quand on eut agrandi l'ouverture, il sortit de sa partie inférieure du pus fétide et sanguinolent. On en fit sortir une plus grande quantité en pressant sur la tumeur, qui n'était autre que le rein rempli d'un liquide fétide. En essayant de promener le doigt autour de la tumeur, en haut et en dehors, on fit couler par l'angle inférieur de l'incision deux onces de liquide purulent, puis la poche s'affaissa en se ridant. Mais, malgré cela, le rein était encore trop volumineux pour être extirpé par l'incision, on dut agrandir celle-ci en haut, et pour cela, réséquer une longueur d'un pouce de la douzième côte. Il se produisit alors une hémorrhagie modérée, provenant de la douzième artère intercostale, on l'arrêta par compression exercée avec un crochet mousse et large, introduit dans l'angle supérieur de l'incision.

On n'eut pas de difficulté à décortiquer le rein de sa capsule en haut et à la partie moyenne. Mais en bas, au point où s'écoulait le liquide fétide, on trouva une adhérence si intime entre le rein et la capsule, que l'on ne put continuer la décortication jusqu'au bassinet. Cela rendit très difficile le placement d'une ligature sur le bassinet et le rein. Le bord externe convexe fut, avec des ciseaux, séparé du rein ligaturé; la portion restante fut laissée dans la plaie, recouverte d'une compresse.

L'opération dura près de deux heures, et des symptômes alarmants forcèrent à suspendre la chloroformisation.

Le rein était projeté par la toux dans la plaie opératoire, et les mouvements respiratoires le faisaient monter et descendre dans l'incision. La perte de sang fut très faible, mais le malade déclina rapidement et mourut dix heures après l'opération.

Autopsie. — Aucun signe de péritonite. Le péritoine qui recouvre le rein gauche est épaissi et confondu avec la capsule adipeuse. En arrière nouvelles adhérences avec la capsule fibreuse. Le rein présentait l'aspect d'un grand sac à parois d'épaisseur variable, et bosselé comme le gros intestin. L'épaisseur de l'organe avait considérablement diminué.

Le rein droit plus mou qu'à l'état normal, présentait à travers sa capsule fibreuse des marbrures jaunes et rouges; sa substance corticale, pâle, et striée de lignes rouges, était parsemée d'un grand nombre de petits abcès; la muqueuse du bassinet était altérée.

Linser fait suivre cette observation des réflexions suivantes :

Le seul moyen qu'on eût de conserver la vie à ce maade, qui marchait sûrement sans cela à un épuisement complet, était l'extirpation du rein. La cause de la mort se trouve dans les graves lésions concomittantes du rein droit.

CHAPITRE VI

NÉPHRECTOMIE DANS LES CAS DE SUPPURATION DU REIN

Ce chapitre est un peu artificiel; dans les cas de calculs du rein, il y a souvent suppuration du rein (Simon); il en est de même dans les blessures du rein (observation de Linser). Ces faits ont été déjà ou seront signalés plus loin.

Nous voulons parler ici de l'extirpation du rein dans la suppuration extra ou intra rénale, ne dépendant pas des causes précédentes.

Czerny, de Heidelberg, enleva le rein chez une femme dans les circonstances suivantes :

OBSERVATION I.

Czerny (de Heidelberg) 1879.
Néphrectomie pour une pyonéphrose.

Il s'agit d'une femme de 32 ans, qui me fut envoyée par le Dr Busch. Depuis quatre ans, elle avait des troubles urinaires. En avril, il se forma un abcès au-dessous de la onzième côte : on l'ouvrit. Le liquide sécrété par la fistule qui en résulta était en plus ou moins grande quantité ; cette sécrétion s'accompagnait de symptômes variables. La malade dit que son urine était claire quand le pus coulait bien par sa fistule ; mais aussitôt que cette dernière cessait de sécréter pendant quelque temps, l'urine devenait purulente, et la miction s'accompagnait de violentes douleurs et de phénomènes fébriles. Dans la clinique, nous pûmes nous convaincre de cette circonstance. Je posai ce diagnostic : pyonéphrose du côté droit, abcès périnéphrétique, catarrhe vésical secondaire, fonctions du rein gauche normales. J'élargis en même temps la fistule pour faciliter l'écoulement du pus ; mais je laissai entrevoir l'extirpation du rein, au cas où l'organe eût été lésé dans une grande étendue.

22 mai 1879. Après avoir dilaté couche par couche la fistule dans la direction de la onzième côte et jusqu'à la moitié de la crête iliaque droite, j'arrivai avec le doigt dans une poche purulente, dans aquelle je trouvai un corps mou et déchiqueté, qui avait la consistance du tissu placentaire. Comme l'hémorrhagie veineuse était assez forte, je dilatai encore dans la direction indiquée, et je fis la résection sous-périostée d'une portion de la onzième côte. Cette opération me donna du jour, et je pus voir que le rein, qui présentait le double de son volume normal, était enveloppé d'anciens caillots sanguins volumineux. J'enlevai ces caillots, et je détachai le

sac à la partie postérieure et inférieure. Comme je n'avais pas encore un accès suffisant par le haut, je dus encore faire la résection
sous-périostée d'un morceau de la onzième côte (en tout, 9 cent.).
Alors je pus introduire la main tout entière dans la plaie, et je dé-
gageai la partie supérieure du rein : le sac se rompit, et une quantité considérable de pus fit irruption dans la plaie. Après avoir entouré le pédicule de fils de soie et d'une ligature élastique, je sec-
tionnai le rein au niveau du hile, en laissant un peu de tissu sain,
et je ligaturai la plaie. Je la désinfectai avec une solution de chlo-
rure de zinc, 5 0/0. Je tamponnai avec de la gaze thymolisée, puis
je suturai cette incision de 20 cent. sur la moitié de sa longueur.

Les suites de cette opération furent presque sans fièvre. Le
14 juin seulement je pus retirer le pédicule nécrosé, en même
temps que les ligatures. Le 18, la malade se levait ; cependant on
ne la laissa partir que le 3 juillet, parce que la plaie diminuait très
lentement. D'après une lettre que le Dr Busch m'adressa le 14 septembre, la plaie superficielle sécrète bien encore quelque chose,
mais l'état de la malade ne laisse plus rien à désirer.

De cette observation de Czerny, nous pouvons rapprocher le cas de Billroth, que nous avons cité plus
haut, et qui a eu pour point de départ, il est vrai, une
erreur de diagnostic. (Archiv. für klinische Chirurgie,
1877.)

Voici une troisième néphrectomie faite dans des conditions analogues, au mois d'avril 1880, par John
Cowper :

OBSERVATION II.

Huntérian Society, 10 novembre 1880.
Compte-rendu publié dans le British Medical du 27 novembre 1880.
Néphrectomie par incision lombaire.

John Couper, président de la Société, présente une jeune fille à
laquelle il a enlevé, au mois d'avril dernier, le rein droit, qui était
transformé en un vaste kyste purulent. La maladie avait débuté
en 1879 par des douleurs dans la région lombaire droite ; la malade
maigrit, devint faible, et remarqua que les urines étaient toujours

troubles au moment de leur émission. Aucun symptôme n'indiquait une affection de la vessie, Le 17 avril, elle était admise à London Hospital, dans le service du Dr Barlow, et présentait une masse plus ou moins solide occupant la région iliaque et lombaire droite. On distinguait une légère distension de l'abdomen à droite et au-dessous de l'ombilic ; mais il n'y avait pas de gonflement très marqué. La palpation de la région lombaire était douloureuse seulement du côté droit. La malade avait en moyenne trois ou quatre mictions par jour, et l'urine contenait un tiers de son volume de pus environ. Le côlon était en avant de la tumeur, et dans le flanc on sentait de la fluctuation profonde. Le bord interne de la tumeur atteignait la ligne médiane ; le bord inférieur arrivait à un pouce environ du ligament de Poupart, son bord supérieur à trois quarts de pouce environ de la dernière côte. Elle ne se prolongeait pas dans le bassin, était mobile, et pouvait être renvoyée d'une main à l'autre. Elle ne présentait pas de connexion avec le foie, et n'était pas modifiée par une inspiration profonde. Il n'y avait aucun symptôme de cystite. On décida de faire sortir le pus par une incision dans la poche, qui partirait de la région lombaire droite, et d'achever la néphrectomie si l'exploration la faisait paraître nécessaire. L'autre rein avait été reconnu sain par le Dr Barlow, d'après les signes suivants : les vomissements manquaient, l'urine demeurait normale pour la quantité et pour la proportion de matières qu'elle renfermait ; la quantité d'albumine qui s'y trouvait était très faible, et enfin le volume de la tumeur ne permettait pas de songer qu'il persistait du côté malade des traces de la substance sécrétante. Le cas semblait particulièrement favorable pour la néphrectomie.

Le 24 avril, une incision horizontale, absolument au point habituel de la colotomie lombaire, fut pratiquée du côté droit des lombes.

La tumeur ainsi mise à nu fut percée avec un trocart sur le bord externe du muscle carré lombaire, et il en sortit une grande quantité de pus fétide et de couleur foncée. Ayant agrandi l'ouverture, M. Couper passa son index dans une poche à plusieurs loges, qu était évidemment le rein dégénéré et dilaté.

L'ablation du rein fut décidée et aussitôt entreprise. En détachant la tumeur de ses adhérences en avant, on pénétra dans la cavité péritonéale, et un peu de pus du rein y tomba. L'uretère et l'artère rénale, de volume moyen, furent liées séparément avec un atgut et sectionnés. Les vaisseaux principaux furent liés en masse avec un fil phéniqué, et sectionnés. La tumeur fut alors rapidement détachée de ses connexions avec le péritoine au-dessous du foie, et enlevée. L'opération dura 2 heures 1/4, sans que la malade eût perdu du sang. La guérison ne fut pas interrompue. La malade quitta son lit le trenet-sixième jour, et elle sortit le 3 août.

M. Couper insiste sur les avantages de cette incision lombaire.

TROISIÈME PARTIE

Etude des indications et contre indications

CHAPITRE PREMIER

NÉPHRECTOMIE DANS LE CAS DE SECTION DE L'URETÈRE

Il n'existe dans la science que les deux cas de néphrectomies publiés plus haut, qui aient été faites dans
ces conditions. L'opération était-elle indiquée chez ces
deux malades ?

On ne saurait nier que dans la première observation
(Simon), plusieurs circonstances militaient en faveur
d'une intervention chirurgicale : la double fistule uréthrale constituait non seulement une infirmité incu-
rable, mais pouvait à un moment donné devenir la
cause de phlegmons urineux, qui auraient compromis
la vie de la malade : la santé de celle-ci était, d'ailleurs, sérieusement altérée du fait de ces fistules.

Les opérations palliatives pratiquées dans le but de
souder les bouts de l'uretère avaient échoué; enfin la
tentative faite pour oblitérer le bout supérieur de l'uretère n'a pas réussi, ce qui s'explique facilement par
l'afflux incessant de l'urine, venant détruire tout travail

de cicatrisation; et l'on peut se demander, à ce sujet, en admettant que cette oblitération de l'uretère ait réussi, si le résultat aurait répondu à l'attente du chirurgien : l'accolement des parois de l'uretère n'aurait pas empêché le rein de fonctionner, et il se serait produit très probablement une hydronéphrose qui aurait elle-même réclamé plus tard une intervention chirurgicale ; autrement dit, le malade se serait trouvé dans le cas de l'animal en expérience, à qui on lie l'uretère.

Par conséquent, il semble que la néphrectomie pouvait seule guérir la malade de ses fistules. Enfin, comme le le fait remarquer Marduel, une autre circonstance rendait ici l'extirpation moins immédiatement périlleuse; c'était l'état normal du rein; on n'avait pas à craindre le traumatisme grave qu'auraient pu nécessiter les adhérences du rein aux parties voisines et surtout au péritoine, si l'organe avait été dégénéré ou enflammé depuis longtemps, comme cela s'est rencontré dans certaines opérations déjà indiquées et dans d'autres que nous signalerons plus loin. Nous reviendrons d'ailleurs sur ce point en traitant du manuel opératoire.

Quant à la seconde observation (celle du malade du professeur Le Fort), elle est intéressante à plusieurs points de vue ; tout d'abord à qui attribuer cette guérison momentanée qui semble assez complète pour que le malade sorte de l'hôpital? Faut-il admettre que l'espèce de foyer auquel venaient se rendre les deux bouts de l'uretère s'était limité, que les trajets qui le faisaient communiquer avec les fistules s'étaient oblitérés, et qu'ainsi l'urine était forcée de prendre la voie du bout inférieur de l'uretère resté perméable? Il semble difficile d'admettre une autre hypothèse, à moins de penser que le

bout supérieur de l'uretère s'était oblitéré momentané-
ment, résultat que Simon avait cherché à produire, sans
succès chez sa première opérée. La première hypothèse
est peut-être plus plausible, car dans le second cas, le
rein continuant à fonctionner, l'urine se serait accumulée
dans le bassinet et aurait inévitablement déterminé un
certain degré d'hydronéphrose, qui n'aurait pu passer
inaperçue. Quoi qu'il en soit, la guérison ne se maintient
que 20 jours environ.

La néphrectomie était-elle indiquée chez ce malade ?.
On peut dire que c'était la seule chance de guérison qui
se présentât : les conditions se trouvaient, à peu de
choses près, les mêmes que dans le cas de Simon, cité
plus haut. Chez les deux malades, le rein était ou devait
être sain ; il fonctionnait normalement, et c'était justement cette fonction qu'il fallait supprimer pour tarir les
fistules ; pas plus et moins encore que chez la malade
de Simon, on ne pouvait penser à oblitérer les fistules
cutanées, ou à déterminer l'accolement des parois de
l'uretère, opération probablement impraticable, et tout
au moins aussi dangereuse que la néphrectomie.

Un autre point à noter, ce sont les vomissements presque incoercibles, qui suivirent immédiatement l'opération, et que Comhaire avait déjà signalés dans ses expériences sur les animaux.

CHAPITRE II.

NÉPHRECTOMIE DANS LE CAS DE CANCER DU REIN.

Sur cinq cas de cancer ou sarcome des reins traités par la néphrectomie, il n'y a eu qu'un succès opératoire ; quatre fois la mort est survenue immédiatement ou quelques jours après l'opération. Ces résultats sont assez décourageants, ce qui n'empêche pas Kocher, après avoir publié ses deux insuccès, de signaler les conditions qui lui semblent indiquer la néphrectomie dans le cancer du rein. Il est à remarquer tout d'abord, que dans tous ces cas, on est allé à la recherche du rein par la voie abdominale antérieure, après avoir incisé par conséquent le péritoine. Ce procédé, qui était commandé par le volume de la tumeur, incapable de passer par l'incision lombaire de Simon, rend c ertainement l'opération plus grave. D'autre part, dans presque tous les cas, la tumeur avait contracté des adhérences intimes avec les organes voisins, entre autres avec les côlons, le foie, circonstances également fâcheuses pour le succès de l'opération. En admettant, en effet, que l'on ait raison de chercher à extirper le rein cancéreux, encore faut-il qu'il y ait un pédicule qu'on puisse lier, et non une masse qui, lorsqu'on aura réussi péniblement à l'enlever, laissera une immense surface saignante qui tuera le malade par l'hémorrhagie (à moins qu'on ne tue le malade aussi sûrement en liant l'aorte, comme le fit Czerny).

Lorsqu'on lit l'observation du malade de Czerny, on

reconnaît que celui-ci présentait les conditions les plus fâcheuses pour une pareille opération, Ouvrir, en effet, le ventre pour enlever une tumeur solide des reins, mesurant 35 centimètres de diamètre, existant depuis deux ans avec de vives douleurs, et par conséquent ayant dû contracter de nombreuses adhérences avec les organes voisins, doit être certainement regardé comme une opération d'audace, pour ne pas dire plus. Aussi voit-on le chirurgien, après avoir péniblement séparé la tumeur des organes qu'elle avait en quelque sorte envahis, être forcé de lier l'aorte pour que le malade ne meure pas d'hémorrhagie pendant l'opération... On prolonge ainsi sa vie de dix heures.

Kocher, qui est partisan de la néphrectomie dans ces cas, rapporte quelques faits de statistique intéressants. Il commence par établir la nécessité de l'existence d'un pédicule ; il convient que l'opération est presque impraticable autrement. Or, sur 115 cas, on n'a pu établir nettement la mobilité et, par conséquent, la pédiculisation de la tumeur, que 7 fois ; dans les 108 cas restants, on avait pour un certain nombre quelques probabilités sur la façon dont était fixée la tumeur, mais il était impossible de se prononcer sur l'adhérence ou non de celle-ci à l'intestin, à la rate, au foie, au diaphragme. Cette statistique, empruntée à Rohrer, n'est guère faite pour engager les chirurgiens à commencer une opération alors que tant de causes de succès ou d'insuccès doivent être laissées au hasard.

Toutefois Kocher termine les réflexions dont il fait suivre ses deux observations, par les propositions suivantes :

« On peut considérer comme circonstances favorables

pour l'opération de la tumeur maligne du rein les suivantes :

« 1° Sur 115 cas (Rohrer), on ne trouve que 50 fois des métastases ou des tumeurs secondaires ;

« 2° Le plus souvent ces tumeurs se présentent chez des enfants, un tiers des cas de 1 à 10 ans :

« 3° L'importance de poser le diagnostic de bonne heure ; pour cela, outre la tumeur avec son siège caractéristique et la position des intestins au-devant d'elle, on a les douleurs localisées aux lombes, avec irradiation dans l'aine, et l'hématurie, coïncidant dans un tiers des cas avec la tumeur. Si on pouvait diagnostiquer le cancer de bonne heure, on pourrait, suivant le même auteur, choisir la voie lombaire pour l'opération ; le rein étant encore peu augmenté de volume pourrait passer en effet par l'incision lombaire. »

Ces considérations, en somme, sont rationnelles, mais il est douteux qu'elles soient d'un grand secours dans la pratique. Elles indiquent plutôt un certain nombre de desiderata qu'elles ne peuvent servir de ligne de conduite.

En effet, la tumeur est loin de toujours exister dans le cancer du rein ; de plus, au début de l'affection (époque où Kocher voudrait qu'on opérât), alors qu'il n'existe que quelques douleurs ou un peu d'hématurie, on ne peut guère affirmer l'existence du cancer, certaines affections donnant des symptômes analogues, la tuberculose entre autres.

Nous nous refusons donc à conclure en faveur de l'opération dans le cas de cancer ; rappelons seulement que sur 4 opérés, 3 sont morts immédiatement du fait même de l'opération ; que le quatrième a guéri, mais qu'on semble l'avoir perdu de vue au bout de dix-neuf jours, et qu'il serait intéressant de savoir si, depuis 1878, il ne s'est pas produit chez lui de cancers secondaires. Il faut, en somme, un plus grand nombre de faits pour pouvoir se prononcer.

CHAPITRE III.

NEPHRECTOMIE DANS LE CAS DE CALCUL DU REIN.

Il n'existe dans la science que la cas de Simon (cité plus haut), où on ait diagnostiqué la lithiase rénale et enlevé le rein de ce fait. Nous signalerons simplement les observations de Peters et de Durham, qui diagnostiquèrent un rein calculeux, firent l'extirpation et tombèrent, le premier sur un rein tuberculeux, le second sur un rein sain.

Lorsque Simon pratiqua cette néphrectomie, il avait derrière lui l'opération pratiquée heureusement chez sa première malade atteinte de fistule uréthrale ; et l'on peut dire que sans l'exploration malencontreuse de la plaie vers le 31° jour, la malade aurait sans doute guéri, puisqu'elle n'est morte que 31 jours après avoir été opérée. Une intervention chirurgicale était-elle indiquée chez cette malade? On peut répondre affirmativement ; la certitude du diagnostic, la longue durée des souffrances, l'affaiblissement progressif de la malade, militaient en faveur de l'opération ; le seul point à discuter est la nature de l'opération : devait-on se borner à inciser le rein et le bassinet pour retirer les calculs, ou bien devait-on extirper l'organe? Simon, dans les réflexions qui accompagnent l'histoire de la malade, et dans le cours de son ouvrage, a cherché à poser nettement les raisons qui doivent faire préférer l'une ou l'autre méthode, suivant les cas :

Toutes choses égales d'ailleurs, la néphrectomie est une opération plus grave que la néphrotomie : les exemples de guérison après l'incision du rein, dans le but de le débarrasser des calculs qu'il contenait, ne manquent pas dans la science; on en trouve plusieurs dans les anciens auteurs; la néphrectomie, au contraire, a un certain nombre d'insuccès à son actif. Il n'est donc pas indifférent de pratiquer la première ou la seconde.

Simon pense qu'on doit extirper le rein chaque fois que, pour extraire les calculs, il faudrait pratiquer des incisions étendues sur le parenchyme glandulaire; dans ce cas, en effet, et surtout si le rein n'est pas dilaté, l'incision exposerait à des hémorrhagies graves; de plus, il pourrait persister, soit une fistule lombaire, soit une altération grave du rein. Or, dans la plupart des cas de lithiase rénale, ce sont ces conditions qui se présentent; le calcul ou les calculs remplissent le bassinet, se prolongent dans les calices; il existe bien un degré plus ou moins considérable depyélite, mais on doit inciser, ordinairement, une certaine épaisseur de tissu glandulaire, pour arriver jusqu'à eux; dans ces cas, en outre, l'inflammation ne s'est pas habituellement propagée très loin de l'organe, et on risque moins d'avoir des adhérences notables.

D'autres fois, le calcul rénal oblitère plus ou moins l'uretère et s'accompagne d'un certain degré d'hydro-

néphrose ou de pyonéphrose, Alors, les conditions ana-
tomo-pathologiques changent : au lieu d'un rein se
moulant en quelque sorte sur le calcul, on a un rein
dilaté ; il existe une tumeur souvent appréciable, et le
bassinet et le rein lui-même sont réduits habituellement
à une paroi fort amincie : dans ce cas, le danger d'une
hémorrhagie grave du parenchyme rénal après l'incision
est moindre, puisque celui-ci n'existe pour ainsi dire
plus, mais il existe toujours des adhérences solides entre
le rein calculeux et dilaté et les organes voisins ; ce sont
surtout ces adhérences, qui contre-indiquent alors l'extirpation de l'organe ; on se bornera à inciser, explorer
la poche et retirer les calculs, quitte à voir persister un
certain temps une fistule lombaire. Ce n'est pas à dire
que le rein, simplement calculeux et dilaté, n'ait pas
contracté des adhérences avec les parties environnantes ;
celles-ci existent toujours. Rayer les avait signalées et
c'était pour lui une contre-indication absolue à l'opération ; Simon, qui a observé un grand nombre de pièces,
a trouvé que ces adhérences sont rarement assez solides
pour empêcher l'extirpation du rein ; dans quelques cas
la capsule fibreuse était presque impossible à enlever,
mais le même fait s'est présenté dans des néphrectomies
sur des reins qu'on pouvait croire sains (cas du professeur Le Fort) ; en somme, ces adhérences peuvent être
détruites assez facilement, et elles ne s'étendent jamais
très loin. L'opinion de Simon peut donc se résumer
ainsi : le rein calculeux, petit et relativement sain, demande l'extirpation ; le rein dilaté demande l'incision
simple.

Une autre objection que l'on a faite à la néphrectomie
dans le cas de calcul du rein est la suivante :

Le rein calculeux étant enlevé, l'autre rein, chargé alors à lui seul d'éliminer tous les sels uratiques, ne deviendra-t-il pas presque forcément calculeux à son tour? Torrès, dans sa thèse sur les calculs du rein, étudie ainsi la question :

« Garrod a démontré depuis longtemps que les sels uratiques augmentent dans le sang des goutteux. La diathèse calculeuse est très voisine de la goutte ; ce qui, du reste, le prouve, c'est que dans la gravelle Garrod a aussi trouvé une augmentation des sels uratiques dans le sang. »

On peut dire cependant, avec l'auteur, que l'affection calculeuse se localise beaucoup plus nettement que la goutte, témoin les nombreux cas où la santé générale pendant longtemps ne s'était nullement ressentie de la présence de calculs dans un bassinet.

« Puisque dans la maladie calculeuse, la présence en excès dans le sang de l'acide urique n'altère pas la santé, il est très probable que l'extirpation du rein n'agirait pas d'une façon défavorable sur l'autre rein et sur la composition du sang. La meilleure preuve que nous puissions donner à ce raisonnement, c'est la rapidité de la guérison du traumatisme, chez les taillés, dont l'état général est bon, et la longue durée de survie chez les animaux néphrotomisés. De plus, il est démontré que c'est surtout à la concentration de l'urine qu'est due la formation des calculs, à la stagnation de ce liquide et aussi à la présence de corps étrangers, de catarrhe des voies urinaires ou d'une maladie locale.

« Les auteurs ont toujours insisté sur la nécessité de ces états locaux, pour comprendre la formation des cauls.

« Enfin, si la maladie est restée unilatérale pendant de longues années, pourquoi admettre qu'après l'extirpation d'un rein elle doive passer à l'autre rein ? D'ailleurs, l'anatomie pathologique réalise parfois des conditions presque analogues. On a vu des calculs dans un rein complètement ratatiné et détruit, fonctionnellement parlant, et cependant il ne survenait aucune pierre dans son congénère, »

En résumé, nous croyons devoir conclure que dans les cas de calculs du rein, bien constatés, lorsque les souffrances sont très vives, que la santé est profondément altérée du fait même de l'affection calculeuse locale, on est autorisé à intervenir chirurgicalement : s'il n'y a pas d'hydronéphrose bien manifeste, on devra choisir la voie lombaire et arriver jusqu'au rein avant de se décider pour l'incision simple ou pour l'extirpation : on préférera la première si le rein est réduit à une coque relativement mince ; et la seconde, si le rein est petit et si le parenchyme présente une certaine épaisseur.

Nous ajouterons que certains accidents survenus du côté du rein primitivement sain, viennent encore à l'appui de l'intervention chirurgicale, dans ce cas : nous voulons parler de ces sortes de néphrites sympathiques survenant rapidement de l'autre côté dans les cas de calculs du rein. Simon rapporte trois observations qui confirment cette manière de voir.

CHAPITRE IV.

NÉPHRECTOMIE PRATIQUÉE DANS LE CAS DE REINS FLOTTANTS.

En lisant les observations rapportées plus haut, on voit que quatre néphrectomies pratiquées pour des reins flottants se sont terminées par quatre guérisons. Le succès dans ces cas ne doit pas empêcher de se demander si une opération aussi grave que la néphrectomie est le seul traitement à opposer aux accidents que peuvent déterminer les reins déplacés.

Dans bien des cas les malades souffrant depuis des mois et même des années d'accidents déterminés par un rein flottant, ont été, sinon guéris, du moins très améliorés par des moyens palliatifs. Et, si nous parcourons les ouvrages où il est traité de cette question (thèse de Le Ray, 1876 ; l'article Lancereaux, Dictionnaire encyclopédique, et même les Leçons toutes récentes que ce dernier a faites à la Pitié), nous voyons que ces auteurs ne signalent même pas la néphrectomie dans le traitement de l'affection. Lancereaux, en terminant ses leçons, dit simplement ceci : « Je ne parle ici que comme mémoire de la cure radicale de l'ectopie rénale par la néphrotomie. »

Le point important est donc de voir si les troubles déterminés par cette affection, si les douleurs, parfois très vives, ne peuvent pas être calmées par d'autres moyens que l'extirpation de l'organe.

Ce n'est que depuis un certain nombre d'années que les chirurgiens et les médecins ont étudié avec soin ce genre d'affection. Il est probable qu'au point de vue clinique le diagnostic n'avait pas toujours été fait. Souvent les symptômes déterminés par l'ectopie rénale ont été mis sur le compte d'une affection du foie ou de l'estomac, voir même de névralgies ilio-lombaires ; l'état du malade s'améliorait peu par le traitement qu'on instituait, et l'on pensait soit à une dyspepsie rebelle, soit à quelque affection chronique du foie. Le malade vivait ainsi de longues années avec une santé médiocre, sans que sa vie cependant parût compromise. C'est, en effet, l'histoire de la plupart des malades porteurs d'un rein déplacé que nous venons de tracer.

Il est peu de médecins qui n'aient vu passer entre leurs mains, dans les hôpitaux, plusieurs cas de reins flottants, et qui n'aient été amenés à faire le diagnostic soit par les troubles digestifs ou les névralgies accusés par le malade, qui les rapportait souvent à une toute autre cause, soit par hasard en examinant le malade qui entrait à l'hôpital pour une autre affection.

En somme, une bonne moitié des malades n'accusent pas de troubles fonctionnels notables ; c'est accidentellement que leur attention est éveillée, à la suite d'un coup (par exemple) ; ou bien le médecin amené, pour une cause quelconque, à palper l'abdomen, reconnaît l'existence d'une tumeur mobile. S'il y a douleur, celle-ci est rarement spontanée ; le changement de position, l'exploration l'éveille, et dans ce cas détermine parfois, comme l'a signalé Defontaine, une sorte de petite colique néphrétique.

Tantôt tous les symptômes se bornent là, et les malades ont une vie parfaitement compatible avec leur affection.

Chez les femmes, les douleurs revêtent parfois une forme intermittente, avec redoublement à l'époque des règles; on voit à ce moment la tumeur augmenter notablement de volume.

Mais on a signalé un certain nombre de faits où les accidents causés par l'ectopie rénale étaient très violents; c'est surtout chez les femmes que l'on a vu des gastralgies très opiniâtres, des douleurs en ceinture et irradiées dans les membres inférieurs, d'une violence extrême, prendre naissance sous l'influence des mêmes déplacements.

Ces douleurs peuvent s'accompagner de symptômes névropathiques, surtout à forme hystérique. Souvent tous ces accidents diminuent dans une mesure notable lorsque les règles cessent. — Jusqu'à présent les symptômes que nous venons de signaler ne seraient pas assez graves pour faire penser à la possibilité d'une intervention chirurgicale, d'autant mieux que l'on a remarqué que les femmes qui présentaient cette forme intermittente dans les accidents, voyaient ces derniers s'atténuer et parfois même disparaître presque complètement à l'époque de la ménopause. Il en résulte que chaque fois qu'une malade souffrira d'une ectopie rénale et ne sera pas éloignée de l'âge critique, on devra, quelleque soit l'intensité des douleurs et des troubles fonctionnels, conseiller la temporisation, le repos absolu dans le décubitus dorsal, surtout au moment des époques, la ménopause venant, dans bien des cas, apporter un soulagement marqué dans l'état de la patiente.

Mais le rein déplacé peut devenir une véritable infir-

mité et déterminer des complications graves. Lancereaux cite le cas d'une malade qui fut prise de symptômes rappelant tout à fait une péritonite aiguë; elle avait
une ectopie rénale, et était au moment de ses règles. La
péritonite peut devenir réelle, même se généraliser, ou
tout au moins se limiter au bassin sans qu'on puisse lui
attribuer d'autre cause que le déplacement rénal. Le
rein déplacé peut, de plus, devenir le siège de congestion simple, de néphrite catarrhale ou parenchymateuse,
d'hydronéphrose, de gravelle, toutes maladies rendues
plus graves par le déplacement de l'organe. Chez deux
malades du professeur Gosselin, la pyélite et la néphrite
semblaient avoir reconnu le déplacement comme unique
cause. D'autre part, M. Lancereaux a vu le rein opposé
s'altérer à son tour.

D'autres complications peuvent provenir de la compression du rein sur les organes voisins : signes d'ob-
struction intestinale, habituellement passagers, il est
vrai. L'œdème des membres inférieurs, par compression
veineuse, a été observé par Woillez et par Gérard, qui a
même trouvé la veine cave comprimée et oblitérée?

Dans certains cas l'hypochondrie survient et constitue
la complications la plus redoutable; les malades tom-
bent dans une mélancolie profonde, et peuvent même
arriver à un véritable état cachectique qui fait croire, à
première vue, à une affection organique, et l'on a vu de
ces malades se donner la mort pour échapper aux souffrances qu'ils éprouvent. Témoin le fait suivant rapporté
par Fr. Kepler (Archiv fur klinische Chirurgie, von
Langenbeck, 1879) :

Fr. K..., sculpteur sur bois, âgé de 38 ans, avait toujours eu une bonne santé. Ses premières douleurs suivant lui remontent à six années, et furent occasionnées par un grand effort qu'il fit en s'adonnant à la gymnastique. Il ressentit tout à coup dans le ventre une douleur presque intolérable. Elle fut d'une violence telle que son visage prit une pâleur mortelle; il se mit à vomir, et fut couvert d'une sueur froide, mais il ne perdit pas connaissance. Les douleurs gardèrent cette intensité pendant quatre heures, et furent encore augmentées par un transport en voiture d'une demi-heure. Il éprouvait régulièrement à chaque cahot de la voiture, une douleur crispante, qui s'irradiait des reins vers l'ombilic et la région iliaque; il lui semblait que tous ses intestins étaient serrés dans un étau.

On institua un traitement approprié; et après quelques jours de repos, il quitta le lit. Mais à partir de ce moment, il ressentit constamment une douleur sourde dans le dos, limitée exactement à la région de la douzième vertèbre dorsale, ainsi qu'un sentiment de pesanteur dans le ventre, pesanteur qui, par le mouvement se changeait en une véritable douleur sourde. Peu à peu, survinrent des élancements et des tiraillements dans le dos, lesquels augmentèrent d'année en année, s'irradiant vers la fosse iliaque et l'ombilic et descendant le long des deux cuisses, jusqu'au dos du pied et aux orteils. Il y avait de plus un sentiment de grande faiblesse dans les membres inférieurs. Chaque effort accentuait les symptômes, surtout le coït; le décubitus dorsal les diminuait ou les faisait cesser complètement. Bientôt apparurent le manqué d'appétit, des hoquets, des envies de vomir, une constipation opiniâtre, qui n'avait jamais existé auparavant; de temps en temps du gonflement du ventre, des coliques; pas de dysurie. Le malade devient mélancolique et croit avoir une affection de la moelle épinière.

L'examen montre un individu excessivement amaigri, mais ayant joui primitivement d'une forte constitution. On ne réveille pas de douleur en pressant sur les apophyses épineuses, sur le nerf sciatique et sur le nerf crural. Les organes de la respiration et dé la circulation sont normaux. La flaccidité de la paroi abdominale amaigrie permet de reconnaître à droite, par l'examen avec les deux mains, une tumeur de la grosseur du poing, ayant évidemment la forme du rein. Une pression modérée ne détermine pas de douleur. Lorsque le malade est dans le décubitus dorsal, elle se laisse facilement porter en haut et en arrière, une inspiration profonde la ramène dans la fosse iliaque droite. On essaya vainement de maintenir la tumeur après l'avoir remise en place, à l'aide d'une bande de caoutchouc; les malaises allèrent en augmentant; le malade devint hypochondriaque ; il maigrit, et finit par se suicider. »

Il est évident que, si chez ce malade tous les moyens palliatifs avaient échoué (ce qui n'est pas absolument prouvé par l'observation), si le malade avait manifesté nettement l'intention d'en finir avec la vie, on aurait été autorisé à tenter l'extirpation du rein. Mais le traitement employé n'est pas décrit ici avec assez de détails pour qu'on puisse juger en connaissance de cause. L'auteur ne dit pas si le décubitus fut prolongé un temps suffisant; il parle d'une ceinture en caoutchouc, sans indiquer si elle maintenait exactement le rein ; or, il faut bien savoir que les ceintures, dans ce cas, doivent être faites d'une façon toute particulière ; toute ceinture en caoutchouc, et se moulant sur le tronc, ne pourra remplir le but qu'on se propose ; elle laissera presque inévitablement glisser le rein. Dans deux cas de reins déplacés, ayant déterminé des symptômes graves du côté du tube digestif, un amaigrissement considérable, un état hypochondriaque entretenu surtout par les vives douleurs qui survenaient à l'occasion du moindre effort, nous avons pu soulager notablement les malades à l'aide d'un bandage à ressort puissant, et garni d'une pelote concave, qui se moulait sur la tumeur; une première tentative pour maintenir le rein en place grâce à une ceinture élastique avait tout à fait échoué.

Fr. Képler, signale encore quelques observations où les malades ont présenté des symptômes très graves, et où, suivant lui, l'opération était indiquée. Nous en citerons une :

A. M..., femme de chambre, est âgée de 29 ans. A l'âge de 27 ans, elle eut une fièvre typhoïde, qui lui fit garder le lit pendant trois mois. Huit jours après s'être levée, elle s'aperçut que quelque chose semblait rouler dans son ventre; elle ressentit en même temps, de violentes douleurs dans le dos; celles-ci étaient intenses surtout au niveau de la dernière vertèbre dorsale et de la première lombaire; à cet endroit elles étaient presque continuelles. Les mouvements un peu forts les accentuaient; elles s'irradiaient dans le dos des deux pieds et jusqu'à l'extrémité des orteils. Quand ces douleurs se calmaient ou même disparaissaient complètement, ce qui arrivait pendant huit ou dix jours, elle éprouvait une sensation d'engourdissement et de fourmillements dans les membres inférieurs. Bientôt survinrent des désordres digestifs; manque d'appétit, renvois (de matières amères, constipation, amaigrissement.

En examinant la région abdominale, on trouve au niveau du bas-ventre, à droite, au milieu d'une ligne tirée de l'ombilic à l'épine iliaque antéro-supérieure droite, une tumeur indolore à une pression modérée. Elle est du volume du poing environ, et a manifestement la forme d'un rein.

Les malaises allèrent en augmentant, tous les moyens médicaux ainsi que les tentatives pour fixer la tumeur échouèrent.

Le même auteur cite encore plusieurs observations de reins flottants, ayant amené outre l'impossibilité de se livrer à aucun travail, un état de dépérissement, qui avait compromis la vie.

Fr. Kepler se basant sur ces faits et s'appuyant d'autre part sur le succès qui a couronné l'opération dans ces cas, n'hésite pas à se prononcer en faveur de celle-ci. Il pense que toutes les fois que le rein déplacé déterminera l'impossibilité de travailler, entraînera des troubles profonds et continuels dans la santé, on est autorisé à intervenir chirurgicalement.

Nous croyons que l'auteur a été trop entraîné par le résultat heureux des opérations de Martin. Lorsqu'on lit avec attention l'histoire des malades de ce dernier, on

peut se demander si les moyens palliatifs avaient été suffisamment essayés. Nous avons cité plus haut des cas,
où des symptômes réellement inquiétants avaient diminué très rapidement, grâce à une ceinture bien faite.

D'un autre côté, on doit considérer avec grand soin
l'âge de la femme (les hommes y sont bien moins sujets),
qui a un rein flottant. Lorsque, en effet, une femme atteinte de cette affection éprouve des malaises et des douleurs qui s'exaspèrent au moment des règles (cas assez
fréquent), si cette femme approche de l'époque de la ménopause, il y a tout lieu de croire que la cessation des règles amènera une très notable amélioration dans l'état
de la malade, qu'il se fera une sorte de régression dans
les accidents occasionnés par le rein, comme il s'en fait
dans les cas de tumeurs fibreuses de l'utérus, qui suivent
l'organe dans son atrophie. Aussi devra-t-on patienter et
faire patienter la malade, en lui faisant espérer une
amélioration dans son état, à plus ou moins courte
échéance.

En résumé, dans la grande majorité des cas de reins
déplacés, les symptômes et malaises occasionnés par
l'ectopie sont très supportables et compatibles avec la vie
et même les occupations du malade. Dans ce cas, on se
bornera à quelques moyens palliatifs.

D'autres fois, les accidents sont réellement graves : Si
c'est une femme qui approche de la ménopause, on
attendra; si c'est une femme jeune ou un homme, on
essaiera de maintenir le rein à l'aide d'une ceinture bien
faite.

Mais si, malgré ces moyens, l'état s'aggravait, si la vie
semblait compromise du fait même de cette ectopie rénale, si mêmes les moindres tentatives pour faire quel-

ques pas causaient de violentes douleurs, et forçaient la malade (comme Lancereaux en a rapporté un exemple) à passer sa vie couchée sur une chaise longue, on pourrait songer, après avoir épuisé la série des traitements palliatifs, à la néphrectomie. Dans ce cas on pourrait agir de deux façons : Si le rein est très mobile, faire comme pour l'ovariotomie, et inciser sur la ligne blanche; si le rein est peu mobile, assez fixé latéralement, inciser directement la paroi abdominale, dans le point le plus proche du rein.

CHAPITRE V.

EXTIRPATION DU REIN A LA SUITE DE TRAUMATISMES.

Nous aurons peu de réflexion à faire sur les indications à la néphrectomie dans ces cas. Tout d'abord nous n'avons réuni que deux observations de néphrectomies faites pour une blessure de l'organe. D'un autre côté, les circonstances dans lesquelles on est appelé alors à intervenir sont tellement spéciales, qu'on ne peut poser de règles à l'avance. Il est bien certain que, lorsque le rein aura été blessé en même temps que la région lombaire largement ouverte, lorsqu'il fera hernie, et qu'il sera notablement altéré, on fera bien de suivre l'exemple de Brandt, et de lier le pédicule. On pourrait rapprocher de ce cas, les traumatismes du rein causés involontairement par le chirurgien dans une exploration de l'organe. Le fait est arrivé deux fois à notre connaissance.

Peters croyant avoir affaire à une affection calculeuse du rein, incise la région lombaire afin d'explorer ce dernier, et de l'enlever s'il contenait des calculs. Il explore le rein, ne sent rien dans le bassinet, mais ces explorations ont tellement abimé l'organe que le chirurgien est forcé de procéder à l'extirpation (le rein était tuberculeux).

Une autre fois, Durham (1870) croit à une affection calculeuse ; il incise la région lombaire et arrive sur le rein qu'il trouve sain ; peu après, il procède à une seconde exploration, mais celle-ci lèse si fortement l'organe qu'on est forcé de l'enlever.

Ces deux faits (que nous avons d'ailleurs cités plus haut), se rapprochent assez du cas de Brandt, avec cette différence que l'extirpation suivit presque immédiatement le traumatisme.

Nous ferons des réserves sur l'opportunité de la néphrectomie dans le cas rapporté par Linser : Il est bien évident que la blessure ancienne du rein avait amené une altération profonde de la santé ; mais on peut dire que l'opération fut pratiquée dans les plus mauvaises conditions. Le malade avait été épuisé par la suppuration, avait eu des poussées d'inflammations locales et de péritonites partielles ayant déterminé des adhérences très solides ; enfin le malade venait d'avoir un frisson. On aurait eu certainement avantage à pratiquer la néphrectomie beaucoup plus tôt.

CHAPITRE VI.

NÉPHRECTOMIE DANS LES CAS DE SUPPURATION DU REIN.

Nous ne pouvons guère discuter ici les indications et contre-indications de l'opération, d'après les résultats ; nous n'avons trouvé en effet que deux cas dans lesquels la néphrectomie ait été pratiquée pour une suppuration extra et intra-rénale. Il est rare que la maladie ne soit pas déterminée par des calculs ou une blessure de l'organe. Dans l'observation de Czerny, le chirurgien fit le diagnostic pyonéphrose et abcès périnéphrétique, sans signaler la cause même de cette suppuration. Il en est de même pour la malade de Cowper, 1880.

Il est donc difficile de poser des règles générales sur l'utilité de l'intervention chirurgicale dans ces cas :

Czerny avait affaire à une malade portant depuis long-temps une fistule lombaire, qui était la conséquence de la suppuration ancienne périrénale ; il pouvait supposer le rein dégénéré, d'autant plus que les urines étaient purulentes également.

Les douleurs étaient vives lorsque le pus coulait mal par la fistule. Ces conditions parurent à l'auteur suffisantes pour motiver la néphrectomie. On peut se demander, cependant, malgré le succès de l'opération, si l'état de la malade réclamait une opération aussi grave, dans laquelle on risquait sa vie. Bien des personnes atteintes de suppurations extra rénales ont fini par guérir, que cette suppuration fût entretenue ou non par des calculs : Torrès réunit dans sa thèse un certain nombre de faits, qui le démontrent nettement.

Il a suffi parfois de dilater la fistule, de faire des injections détersives, puis légèrement excitantes, pour amener la guérison ou un état de demi-guérison très supportable. Il nous semble donc que dans des cas analogues, on devra commencer par ces moyens palliatifs, surtout si la maladie dure depuis un certain temps, et veiller à ce que l'écoulement du pus se fasse facilement.

Chez la malade de John Cowper (1880) qui présentait une pyonéphrose, la conduite du chirurgien semble très rationnelle : Inciser par la région lombaire ce vaste phlegmon, et suivant les circonstances, laisser une fistule lombaire, ou bien enlever le rein dégénéré.

Lorsque (comme dans le cas de Gilmore, par exemple), le rein atrophié, dégénéré, vient en quelque sorte se présenter à l'opérateur sitôt que l'incision lombaire a été pratiquée, on est en droit d'enlever un organe devenu inutile et isolé au milieu d'une poche suppurante.

Ces conditions se trouvent assez rarement réunies ; on ne les rencontrera guère que dans les suppurations du rein, suite de calculs, et nous renvoyons au chapitre qui traite ce sujet.

QUATRIÈME PARTIE

Anatomie de la région. — Manuel opératoire.

CHAPITRE PREMIER.

ANATOMIE DE LA RÉGION.

La région lombaire doit être très exactement connue du chirurgien, qui veut aller à la recherche du rein ; aussi croyons-nous inutile de tracer un aperçu des plans que l'on est obligé de traverser pour arriver jusqu'à l'organe.

Cette région n'avait pas été étudiée spécialement, en tant que région limitée, du moins jusqu'à ces dix dernières années. On en trouvait des descriptions partielles, à propos de la paroi abdominale postérieure, du rachis, etc.

Il faut arriver vers 1870 pour trouver une tendance à décrire spécialement « la région lombaire. »

Cette région est intermédiaire, en haut, à la région dorsale, en bas, à la région sacrée sur la ligne médiane, et à la région fessière sur les côtés ; en avant à la paroi abdominale.

En précisant davantage, nous trouvons comme limites : En haut, le bord inférieur de la douzième côte, en bas, le bord supérieur de la crête iliaque dans sa moitié postérieure ; ces deux limites sont nettes, et bien utiles, comme nous le verrons, comme points de repère, dans l'incision des téguments : la crête iliaque, en effet, se sent toujours ; et la douzième côte, peut également être sentie, même chez les sujets gras, si on sait la chercher. On se rappelle qu'elle est assez fortement oblique de haut en bas et de dedans en dehors, formant avec la colonne vertébrale un sinus inférieur. Or, cette côte, enfouie, en quelque sorte, dans l'épaisseur des parties molles, sera cherchée de dehors en dedans. En déprimant assez fort et assez brusquement les tissus, les doigts arrivent sur une pointe saillante, qui est l'extrémité de la côte.

En dedans, la limite naturelle de la région est la ligne des apophyses épineuses.

En dehors, il semble que la limite n'existe pas et que la région lombaire se continue insensiblement avec les flancs ; c'est ce qui explique les divergences des auteurs, les uns la faisant cesser, avec Blandin, au bord externe du muscle sacro-lombaire ; les autres reportant cette limite beaucoup plus en dehors, jusqu'au bord postérieur du muscle grand-oblique de l'abdomen. Cette dernière façon de voir est certainement plus rationnelle, car c'est en dehors du muscle sacro-lombaire que se montre la hernie lombaire, qu'on pratique l'entérotomie, la néphrotomie, etc., toutes opérations qui n'ont avec la masse sacro-lombaire qu'un rapport de voisinage.

Ainsi limitée, la région lombaire présente, au point de vue des formes, sur la ligne médiane, une gouttière étroite au fond de laquelle est le sommet des apophyses épineuses lombaires ; sur les côtés, on trouve deux saillies très appréciables à la vue et au toucher, formées par les muscles de la masse sacro-lombaire ; en dehors une dépression au fond de laquelle se trouve le carré des lombes.

Vue dans son ensemble, la région lombaire est convexe transversaloment, et plus ou moins concave de haut en bas, suivant les sujets.

Nous voyons que par le simple examen de la région, l'œil et la main du chirurgien trouvent déjà des indications anatomiques précieuses, trois points de repère assez faciles à trouver : la 12° côte, la crête iliaque, les vertèbres lombaires , une saillie musculaire dont le bord externe se limite facilement.

Il nous reste à étudier les divers plans qu'on rencontre en allant de la peau vers le rein :

1° La *peau.* Elle est remarquable ici par son épaisseur et son peu de mobilité.

2° Le *tissu cellulaire sous-cutané.* La disposition de ce tissu cellulaire est la suivante : d'abord une couche adipeuse adhérant à la face profonde de la peau par des tractus fibreux ; puis à mesure qu'on se rapproche de l'aponévrose, une tendance de plus en plus grande à la disposition lamellaire. Parfois, ces lamelles forment des feuillets presque fibreux, qui passent sur la crête iliaque et vont se confondre avec l'aponévrose d'enveloppe du grand fessier.

3° L'*aponévrose.* Cette aponévrose lombaire est très résistante. Sa forme est celle d'un losange très étendu verticalement; son extrémité supérieure partant de la dernière vertèbre dorsale et son extrémité inférieure allant jusqu'à la troisième vertèbre sacrée. Les deux bords supérieurs du losange donnent insertion aux fibres musculaires du grand dorsal. (On l'appelle, en anatomie descriptive : aponévrose du grand dorsal.)

Cette aponévrose est extrêmement résistante et tendue. Elle bride fortement les parties sous-jacentes; elle renferme la masse sacro-lombaire, qui prend même un certain nombre d'insertions sur sa face antérieure et interne; elle adhère intimement en dedans à la ligne des apophyses épineuses, et c'est cette adhérence, d'une part aux os, d'autre part à la peau, qui dessine la dépression médiane, que nous signalions plus haut. C'est dans le point où cesse cette aponévrose, là où le ventre n'est plus bridé par celle-ci et ne l'est pas encore par le plan musculaire du grand-oblique, que se fait la hernie lombaire.

4° *Couche musculaire*. Une fois l'aponévrose enlevée, on trouve : sur un premier plan et en dedans la masse sacro-lombaire; sur un plan plus profond et dépassant en dehors cette masse musculaire, le carré des lombes... Le sacro-lombaire est enfermé dans une loge ostéofibreuse, et, chez les sujets vigoureux, il dépasse notablement en dehors la gouttière vertébrale. Le bord externe de ce muscle doit seul nous occuper, car jamais on n'incisera la masse musculaire; ce sera toujours sur le bord externe que devra porter le bistouri; et nous répétons ici que la région lombaire, comme nous l'entendons, se trouve justement en dehors de cette ligne; par conséquent, que le sacro-lombaire ne doit être regardé dans l'étude de la région que comme limite interne.

En dehors et au-dessous, se trouve le carré lombaire. Ce muscle est enfermé, non plus comme le sacro-lombaire, dans une loge ostéo-fibreuse, mais dans une loge aponévrotique assez nette, quoique bien moins puissante que la première. On décrit ordinairement cette loge aponévrotique, comme étant un dédoublement de l'aponévrose d'insertion du transverse.

Après avoir enlevé l'aponévrose postérieure, qui est le plus solide, on trouve le muscle carré lombaire. Ce muscle s'insère en haut à la douzième côte, en bas à la crête iliaque. C'est un véritable muscle intertransversaire, faisant suite à la série de ces derniers, et plus étendu en raison de l'espace plus considérable qu'il doit remplir. Ce muscle est mince, lamellaire, assez faible. Il ne déborde la masse sacro-lombaire que dans son tiers externe ordinairement.

En avant du carré lombaire se trouve la paroi antérieure de sa loge, beaucoup moins résistante que la postérieure et se réduisant parfois à une lamelle celluleuse. On trouve immédiatement en avant du carré lombaire les deux nerfs abdominaux-génitaux, branches du plexus lombaire qui traversent transversalement la région. Les artères et veines lombaires se trouvent dans le même plan. Ordinairement on en trouve quatre de chaque côté ; l'iléo-lombaire envoie également une branche ascendante qui longe la crête iliaque. Ces vaisseaux croisent obliquement le carré des lombes, qui est situé en avant.

5° *Couche profonde*. Le carré lombaire et le mince feuillet fibreux qui le recouvre étant enlevés, on arrive à un espace irrégulièrement quadrilatère, dans lequel se

trouvent inscrits en partie le rein et le colon. Cet espace
est formé par une ceinture osseuse : douzième côte, crête
iliaque, colonne vertébrale. La crête iliaque est immo-
bile, la colonne vertébrale également; on ne pourrait
donc songer à agrandir l'espace de ce côté ; mais la douzième côte est mobile, de plus elle est mince; le côté
externe de l'espace est formé de parties molles. On pourrait donc se donner du jour en haut et en dehors. C'est,
en effet, ce qu'ont fait certains chirurgiens, les uns préférant prolonger l'incision en haut, les autres préférant
la reporter plus en dehors. Nous ne voulons que signaler cette disposition des parties, nous réservant d'y re-
venir complètement en traitant du manuel opératoire.

Quel est le rapport exact des viscères avec la région
lombaire ?

Cet espace est rempli par le rein et le colon. Le tiers
supérieur répond habituellement au rein, le reste répond au colon. Le rapport du colon est presque toujours
le même, c'est-à-dire qu'en incisant un peu au-dessus
de la crête iliaque, on tombera presque inévitablement
sur le colon (comme on peut s'en convaincre sur le cadavre).

Il n'en est plus de même pour le rein. D'une façon
générale, cet organe répond aux deux dernières côtes et
déborde la douzième du tiers environ de sa longueur ;
d'autre part, il descend un peu plus bas à droite qu'à
gauche à cause du foie ; mais il faut bien savoir que ce
rapport du rein avec la douzième côte est variable suivant les sujets; dans certains cas, en incisant sur le cadavre de la crête iliaque jusqu'au bord inférieur de la
douzième côte, on tombe presque sur la moitié inférieure
du rein ; tandis que dans d'autres cas, si l'incision ne

remonte pas tout à fait jusqu'à la douzième côte, on cherche vainement le rein, le colon venant seul s'offrir aux doigts de l'opérateur. Nous devons ajouter que sur certains sujets, même en découvrant le bord de la douzième côte, on trouve à peine une petite partie du rein débordant cette dernière. Ce rapport du rein nous explique pourquoi on a été obligé, dans plusieurs cas, de sectionner la douzième côte.

Il est fixé dans cette position par l'atmosphère cellulo-graisseuse qui l'enveloppe de toutes parts, qui contribue encore plus que le péritoine et les vaisseaux à le fixer contre la paroi postérieure de l'abdomen. Chaque fois en effet que cette atmosphère graisseuse a disparu en partie, ou a subi la transformation purulente (pyélo néphrite calculeuse), les rapports du rein avec la côte et la paroi postérieure de l'abdomen d'une façon générale deviennent très peu fixes; l'organe fuit en quelque sorte devant le doigt de l'explorateur. Cette disposition explique pourquoi la néphrectomie sur le cadavre est presque toujours facile, tandis qu'elle est entourée parfois de difficultés considérables lorsqu'on la pratique sur le vivant.

CHAPITRE II.

MANUEL OPÉRATOIRE.

On peut extirper le rein soit en ouvrant le péritoine, par la laparotomie, soit par la voie lombaire sans ouvrir le péritoine. L'opération a été faite des deux façons;

mais nous décrirons surtout ici le procédé qui consiste à arriver sur le rein directement par la paroi abdominale postérieure.

§ I. *Extirpation du rein par la laparotomie.*

La voie abdominale antérieure doit être préférée chaque fois que l'extirpation du rein étant jugée nécessaire, il s'agira d'enlever soit une tumeur rénale trop volumineuse pour passer par l'incision lombaire, ou bien chaque fois que le rein à enlever aura quitté sa place, auquel cas on s'exposerait à le chercher vainement par la voie postérieure. L'incision à pratiquer ne se fera pas toujours au même point, parfois le volume de la tumeur, la saillie même qu'elle peut faire sous les téguments commandera d'inciser sur le point le plus saillant alors même qu'on s'éloignerait de la ligne blanche.

Autrement si rien ne force à choisir les parties latérales (et c'était le cas dans presque tous les kystes du rein enlevés d'ailleurs par suite d'une erreur de diagnostic), on pratiquera l'incision sur la ligne médiane comme pour l'ovariotomie.

Quant à la décortication du rein, à la recherche de son hile, et à la ligature du pédicule, nous en reparlerons dans le chapitre suivant, ces parties de l'opération différant peu, quelle que soit la façon par laquelle on arrive surle rein.

§ 2. *Néphrectomie pratiquée par la voie lombaire.*

Simon décrit ainsi son procédé. Il divise l'opération en quatre temps :

1º *Incision cutanée.* — Elle doit être longue de 9 à 10 centimètres, et être faite verticalement, sur le bord externe du muscle sacro-lombaire, qu'on sent facilement chez les personnes qui ne sont pas trop grasses. L'incision va de la 11e côte, jusqu'à égale distance de la 12e côte et de la crête iliaque, en passant sur la 12e côte. Lorsque le bord externe du muscle sacro-lombaire ne peut être limité, à cause de l'embonpoint du sujet, on incisera à 6 ou 7 centimètres de la ligne des apophyses épineuses; dans cette incision, qui doit être parallèle à cette ligne, il faut éviter de tomber sur le muscle sacro-lombaire dans la masse duquel on se perdrait, d'où étendue trop grande de la plaie, et hémorrhagie plus facile.

2° *Mise à nu du rein.* — On devra se guider sur le bord inférieur de la 12e côte, et sur le bord externe du muscle sacro-lombaire. Après avoir incisé la peau, le tissu cellulaire sous-cutané, l'aponévrose superficielle, on tombe sur l'aponévrose très dense du sacro-lombaire. Sitôt cette aponévrose coupée, on découvre le bord même du muscle. Le long de ce bord, on pénètre dans un tissu conjonctif lâche, on tire le muscle en dedans par des crochets mousses, et le bord externe de la gaîne en dehors de la ligne d'incision, et on s'oriente sur le bord supérieur de la 12e côte.

Arrivé sur la 12e côte, le chirurgien prolongera peu à peu l'incision profonde, jusqu'à l'extrémité inférieure de celle de la peau.

On arrive à un profond et très fort feuillet aponévrotique, et après l'avoir débridé suffisamment, on découvre le muscle carré des lombes, qui forme une couche de 1 centimètre partant du bord inférieur de la côte. On coupe le muscle, et on arrive ainsi sur l'aponévrose profonde, sous laquelle se trouve le rein. Ce feuillet aponévrotique incisé, on arrive dans un tissu lâche et très graisseux, qui est la capsule adipeuse du rein.

La douzième artère intercostale et la première artère lombaire croisent les incisions entre le feuillet profond de la gaîne du muscle sacro-lombaire et le carré des lombes et le feuillet fibreux du péritoine.

Les artères et les nerfs doivent être coupés, et les artères doivent être liées avant ou après leur section.

3° *Décortication du rein*. — C'est le temps le plus long et le plus difficile : en effet, le rein est en partie logé sous la côte ; d'autre part, la délicatesse de l'organe empêche de se servir de pinces et de crochets ; on ne doit employer que les doigts. On cherche donc à dénuder le rein avec l'extrémité de l'index ; on arrivera ainsi jusqu'au tiers supérieur. On peut isoler alors le corps du rein et le saisir entre le pouce et l'index et le médius, sans violence, l'attirer au dehors sous la côte, et alors avec l'index, le détacher de ses enveloppes à son extrémité supérieure et sur son côté tourné vers le péritoine.

La capsule graisseuse d'enveloppe se laisse le plus souvent détacher du rein sans difficulté. Elle est seulement très solidement attachée à ses deux extrémités et doit parfois être détachée à petits coups mesurés de ciseaux ou de bistouri.

On ne doit nullement se hâter, ou se laisser entraîner à employer la force, soit en fixant le rein, soit en le détachant de ses enveloppes ; on peut ainsi déchirer le rein et amener une hémorrhagie très grave.

4° *Ligature du pédicule*. — Une fois détaché de ses enveloppes, le rein se laisse facilement attirer hors de la plaie, de telle sorte qu'on peut facilement atteindre le hile.

On détache l'enveloppe graisseuse du pédicule, on le divise en deux avec une aiguille mousse, et on pratique deux ligatures.

Procédé de Linser. — (Schmidt's jahrbücher, 1871. Traduit par Marduel.) On fait dans le sillon latéral des lombes, à 8 centimètres en dehors des apophyses épineuses des vertèbres lombaires, une incision rectiligne étendue de la onzième côte à la crête iliaque, et comprenant l'épaisse couche graisseuse sous-cutanée et le fascia superficialis, on arrive au feuillet qui recouvre en arrière la masse commune des muscles vertébraux; on a divisé depuis le bord inférieur de la douzième côte, jusqu'à la crête iliaque, et parvenu sur le bord externe du sacro-lombaire, on le sépare des parties voisines à petits coups de bistouri; on le porte en dedans au moyen d'un crochet mousse, et l'on se trouve sur le feuillet postérieur de l'aponévrose du transverse, qui passe en avant du sacro-lombaire. A mi-hauteur de l'incision, on fait avec le bistouri une petite ouverture à ce feuillet aponévrotique et sur l'index introduit, on divise l'aponévrose avec un bistouri boutonné, en haut jusqu'à la douzième côte, en bas jusqu'à la crête iliaque. Le fond de la plaie opératoire est alors formé par le carré des lombes, dont on détache avec le bistouri le bord externe, que l'on reporte en dedans avec un crochet. Saisissant le fascia endo-abdominal avec deux pinces, on le tend égèrement, on y pratique une ouverture suffisante pour admettre l'extrémité de l'index ; le fascia est ensuite divisé sur ce doigt, servant de conducteur, et l'on peut alors facilement, à travers la capsule adipeuse lâche, sentir presque immédiatement les contours du rein, ordinairement de la moitié inférieure seulement. On porte l'extrémité du doigt le long du bord interne du rein jusqu'au hile, en dedans duquel on trouve le paquet vasculaire, facile à sentir comme un cordon dur vu milieu du tissu conjonctif lâche. Mais si l'on a pas de difficulté à contourner ce cordon, la profondeur de la plaie et la tendance à fuir des tissus qui enveloppent les vaisseaux font qu'il n'est pas facile d'en pratiquer la ligature. Le meilleur moyen est d'employer une grosse aiguille mousse à ligature, que l'on fait glisser dans la plaie au-delà du paquet vasculaire jusqu'à ce que le châs devienne visible. On place alors le fil au voisinage immédiat du bassinet, on serre le nœud avec les deux index introduits dans la plaie et par dessus on fait un second nœud. On sectionne alors les vaisseaux juste au niveau du hile avec un bistouri boutonné, et, pendant qu'on tire doucement sur le fil à ligature, ou énuclée le rein de sa capsule graisseuse. L'énucléation et l'extraction à travers la plaie se font avec le doigt, on les facilite en exerçant au moyen d'une pince courbe des tractions sur le bord inférieur du rein. Si le doigt n'est pas assez long pour contourner l'organe jusqu'à son bord supérieur, ce qui arrive quand l'organe remonte haut derrière la dernière côte, ou quand l'espace qui sépare la douzième côte de la crête iliaque est assez faible pour rendre difficiles les manœuvres opératoires et l'extraction du rein à travers une incision trop courte il est indiqué de réséquer la douzième côte. Cette résection ne doit inspirer aucune crainte ; car, à sa partie inférieure, la plèvre se réfléchit des côtes sur le diaphragme à trois travers de doigt au-dessus du rebord inférieur des côtes, s'il y a une hémorrhagie, elle s'arrête d'elle-même, ou l'on est facilement maître par la ligature ou la compression. Pour procéder à la résection de cette côte, on fait une incision cruciale au périoste sur sa face externe, on détache avec une rugine sur cette face et sur la face interne, puis on résèque avec une pince un centimètre environ de l'os, ce qui donne un espace suffisant pour achever l'opération. On sectionne facilement l'uretère, lorsque le rein est déjà en grande partie tiré hors de la plaie opératoire ; il est inutile de le lier.

Les règles indiquées par les deux auteurs précédents peuvent être très utiles au chirurgien qui veut pratiquer cette opération. Toutefois on peut dire que Simon a indiqué surtout la marche qu'il a suivie dans le cas spécial où il opérait. Son procédé opératoire peut être regardé comme le récit de la néphrectomie qu'il a pratiquée sur sa malade atteinte de calculs du rein.

Quant à Linser, la méthode qu'il indique est celle que l'on peut pratiquer facilement sur le cadavre, mais il s'en faut de beaucoup que la même méthode soit également applicable dans tous les cas où la néphrectomie par la voie lombaire est indiquée.

Dans la clinique, les difficultés sont beaucoup plus grandes, comme ont pu s'en convaincre les chirurgiens qui se sont exercés à l'amphithéâtre avant d'opérer leur malade.

Avant d'exposer le manuel opératoire qui nous semble répondre le mieux à tous les cas, nous devons faire ici cette réserve, que les couches que nous indiquerons, et qui servent de points de repère pendant l'opération, sont parfois infiltrées par la sérosité et le pus, et forment en quelque sorte une enveloppe lardacée ou rien n'indique plus les divers plans fibro-musculaires. Cette disposition est parfois tellement prononcée que l'incision de la peau fait tomber directement dans un foyer purulent au fond duquel se trouve le rein. Même dans le cas où le rein était relativement sain, dans le cas de Le Fort, dans le premier cas de Simon, la région lombaire est presque toujours infiltrée.

Nous insistons particulièrement sur cette disposition parce que c'est elle qui nous explique en grande partie la facilité relative que l'on a à extirper le rein sur le cadavre. La paroi lombaire chez celui-ci est souple, elle se laisse en quelque sorte dilater par la main qui va chercher le rein. Sur le vivant, au contraire, la barrière osseuse formée par la dernière côte, la crête iliaque et la colonne vertébrale, se trouve encore rétrécie par l'induration, l'infiltration des tissus qui ont toujours perdu leur souplesse. C'est ainsi que dans plusieurs cas, le chirurgien pouvait à peine introduire les doigts jusqu'au fond de la plaie, alors que sur le cadavres une incision égale permet d'introduire toute la main. Aussi doit-on tenir compte de cette disposition habituelle des parties molles.

L'incision cutanée devra être la plus grande possible et nous croyons qu'on devra la pratiquer, tantôt sur le bord externe de la masse sous-lombaire, comme l'ont fait la plupart des chirurgiens, tantôt plus en dehors sur le bord externe du carré des lombes, suivant qu'on croira l'organe à extirper plus ou moins volumineux.

Dans le premier cas l'incision sera verticale, longue de dix centimètres environ, s'étendant de la douzième côte jusqu'à la crête iliaque. On incise dans un premier temps la peau, le tissu cellulaire sous-cutané et la portion d'aponévrose lombaire dans le point où le grand dorsal s'insère sur elle. Le point de repère pour cette incision est presque toujours facile à trouver, le bord externe de la masse sacro-lombaire forme en effet une saillie appréciable même sur un sujet gras. Il sera préférable dans tous les cas d'inciser plutôt en dehors qu'en dedans, car on se perdrait, dans ce dernier cas, dans la masse musculaire. Après avoir incisé l'aponévrose, on porte en dedans, au moyen d'écarteurs, la masse du muscle sacro-lombaire et l'on peut voir alors dans le fond de la plaie les fibres transversales du carré lombaire que l'on incise facilement. Quant au feuillet aponévrotique du transverse qui passe en avant de ce muscle, c'est une toile celluleuse qui se confond avec la capsule adipeuse du rein. On coupe inévitablement les artères lombaires, la branche supérieure de l'ilio-lombaire lorsqu'elle remonte au-dessus de la crête iliaque, mais cette hémorrhagie gêne peu. Il est important d'avoir des écarteurs à longues tiges et larges, qui peuvent agir ainsi sur une grande surface dans la profondeur de la plaie.

Dans un troisième temps on doit décortiquer le rein, c'est certainement la partie la plus délicate de l'opération. Tout d'abord il ne faut pas penser isoler l'organe en incisant au bistouri sa capsule adipeuse ; on est forcé de se servir uniquement des doigts, et encore avec beaucoup de ménagements dans les cas où l'organe malade est devenu friable. Mais pour arriver sur le rein, et à plus forte raison pour le décortiquer, il est nécessaire d'introduire presque complètement la main dans la plaie. C'est cette nécessité qui a obligé dans plusieurs cas à réséquer ou à sectionner la douzième côte; on se donne ainsi du jour par la partie supérieure de l'incision. On a recommandé à ce propos de détacher le périoste de la partie antérieure de la côte, afin de ne pas léser le cul-de-sac pleural · mais, nous ne croyons pas que ce dernier accident soit à craindre, la plèvre se réfléchissant sur le diaphragme toujours au-dessus du rebord inférieur de la douzième côte.

Une autre méthode pour agrandir le champ opératoire est de reporter l'incision cutanée plus en dehors. Nous conseillons dans ce cas de tracer la ligne d'opération au niveau du bord externe du carré des lombes, c'est-à-dire à plusieurs centimètres en dehors de la ligne indiquée précédemment. L'incision ira jusqu'à la crête iliaque en bas, et en haut elle rencontrera tantôt l'extrémité seulement de la douzième côte, tantôt elle ne la rencontrera pas, et l'on pourra ainsi remonter jusqu'au bord inférieur de la onzième côte, on bénéficiera donc à peu près de la longueur d'un espace intercostal, et si l'on croit l'ouverture encore insuffisante on pourra pratiquer la section (et non pas la résection) de cette onzième côte, en ayant soin toutefois d'agir sur le tiers externe de celle-ci. On peut s'assurer en effet que la plèvre qui affleure bien la douzième côte tout à fait en dedans, n'arrive même plus jusqu'à la onzième dans tout le tiers externe de cette dernière. On aura de cette façon une incision par laquelle la main passera facilement et pourra manœuvrer plus à l'aise que par la méthode précédente. Le traumatisme évidemment sera plus étendu; aussi doit-on réserver cette dernière incision

pour les cas où l'on croit avoir affaire à un rein dégénéré, augmenté de volume, ou bien lorsque la durée de
l'affection, les accidents et douleurs antérieurs auront
fait penser à la possibilité d'adhérences difficiles à détruire. Autrement la première incision sur le bord externe du sacro-lombaire, combinée avec la section de la
douzième côte et au besoin avec le détachement du périoste que l'on pourra repousser en haut au delà des
limites probables de la plèvre, suffira dans les cas ordinaires.

Cet isolement du rein peut déterminer, si l'on n'y
prend garde, des accidents graves. Une pression un peu
forte sur ce rein malade produit un écrasement du parenchyme suivi d'une hémorrhagie très abondante, alors
même que le rein est sain, que la capsule adipeuse n'est
pas adhérente, on évite difficilement des dégâts du côté
de l'organe. Or, dans presque toutes les opérations, on
a trouvé une capsule épaissie, indurée, très adhérente,
toutes conditions fâcheuses pour l'intégrité du rein.
Rappelons ici les cas où la simple tentative pour enlever
des calculs du bassinet produisit un tel traumatisme du
côté de l'organe entier, qu'ont dut se résoudre à l'extirper alors même qu'on avait cru avoir fait une erreur
de diagnostic (Peters).

Le quatrième temps consiste dans la ligature du pédicule. Il faut tout d'abord, tant bien que mal, dégager
le rein ; l'extrémite inférieure se dégage assez bien, mais
on a les plus grandes difficultés à amener le bord externe
et surtout l'extrémité supérieure cachée derrière les
côtes.

Quant aux instruments spéciaux inventés pour faciliter ce dégagement, on doit les laisser absolument de

côté. Ils facilitent la fin de l'opération sur le cadavre, mais leur emploi sur le vivant déterminerait une attrition presque inévitable du rein qui se traduirait par des hémorrhagies très graves.

La ligature du pédicule est assez difficile à pratiquer à cause de la profondeur de la plaie. On pourra lier tous les organes du hile en bloc ou bien, ce qui est peut-être préférable, diviser avec une aiguille mousse le pédicule qu'on liera isolément avec un fil très fort. On devra toujours laisser au moins le quart du hile dans la plaie afin d'empêcher que la ligature ne glisse.

Nous conseillons de pratiquer cette opération par la méthode antiseptique de Lister.

Quant aux pansements consécutifs, ils sont très simples. Peters fit six points de suture profonde. Simon se contenta de mettre dans la plaie un léger tampon de charpie et de le fixer par un bandage de corps.

Suites de l'opération. — Les suites immédiates ont varié. Dans plusieurs cas, on voit les malades pris de vomissements presque incoercibles pendant les deux ou trois premiers jours. Simon avait rapporté la cause de ces vomissements chez son opérée à l'absorption de chloroforme, mais nous les voyons exister chez le malade de Le Fort, chez le malade de Martin et toujours dans les mêmes conditions. Nous rappellerons ici, sans vouloir chercher la cause absolue de ces vomissements, qu'ils avaient été déjà notés par Comhaire dans un certain nombre de ses expériences sur des chiens.

Des accidents urémiques bien nets n'ont été constatés qu'une fois. C'était chez l'opéré de Meadows, et nous ne croyons pas, comme certains auteurs, que les vomissements dans les cas que nous venons de citer soient dus à l'urémie car la quantité d'urine a été à très peu de chose près normale dès le deuxième jour de l'opération. La deuxième opérée de Simon rendait 800 gr. d'urine et avait en même temps des sueurs abondantes. Le malade de Le Fort dut être sondé, mais la quantité d'urine qu'il rendit fut également presque normale.

Quelques auteurs attachent une certaine importance à la ligature du bout inférieur de l'uretère : Billroth attribue en partie la mort de la malade (1879) à l'absence de la ligature du bout inférieur de l'uretère, qui aurait permis, suivant lui, à l'urine de refluer de la vessie dans la cavité péritonéale. Nous croyons que cette crainte est très exagérée et que si on a vu refluer l'urine de la vessie dans l'uretère, c'était dans des cas ou la vessie était malade et dilatée de longue date, et où la disposition de l'embouchure de l'uretère dans la vessie avait disparu, toutes conditions qui n'existaient pas chez des opérés de néphrectomie.

NOM du Chirurgien.	SEXE. — AGE.	DIAGNOSTIC porté.	NATURE de l'affection.	RÉSULTAT.
Spencer Wells. Londres.	F.	Kyste de l'o-vaire.	Kyste de l'o-vaire.	Guérison. Le rein fut enlevé par mégarde.
Meadows.	F.	Kyste de l'o-vaire.	Kyste du rein.	Mort.
Campbell. Londres.	?.	Kyste de l'o-vaire.	Kyste du rein.	Guérison.
Peters.	H.	Calculs du rein.	Tuberculose du rein.	Mort. La prostate et l'épididyme étaient tuberculeux.
Billroth. Vienne, 1879.	F.	Kyste de l'o-vaire.	Hydronéphrose.	Mort.
Durham. Londres, 1870.	H.	Rein calculeux.	Rein sain.	Mort. Le rein dut être extirpé à cause des lésions qu'avaient déterminées l'explo-ration.
Peasle.	F.	Kyste de l'o-vaire.	Kyste du rein.	Mort.
Kocher. Berne, 1879.	M. 2 ans.	Tumeur du rein.	Sarcome du rein.	Mort.
Kocher. Berne, 1879.	F. 35 ans.	»	»	Mort. Le rein était en partie déplacé.
Simon. Heidelberg, 1871.	F. 30 ans.	Calculs du rein.	Calculs du rein.	Mort au 34e jour.
Gilmore. Mobile, 1870.	F. 33 ans.	Rein déplacé.	Rein déplacé et suppuré.	Guérison. Gros-sesse de 5 mois qui suivit son cours.
Martin. 1878.	F. 30 ans.	Rein flottant.	Rein flottant.	Guérison.

NOM du Chirurgien.	SEXE. — AGE.	DIAGNOSTIC porté.	NATURE de l'affection.	RÉSULTAT.
Martin. 1879.	F.	Rein flottant.	Rien flottant.	Guérison.
Brandt.	H. 25 ans.	Plaie du rein.	Plaie du rein.	Guérison. Hernie partielle du rein.
Schetelig.	F.	Kyste de l'o-vaire.	Kyste du rein.	Mort.
Spiegelbert.	F.	Kyste de l'o-vaire.	Kyste hydati-que du rein.	Mort. L'opération ne put être terminée.
Léon Le Fort Paris, 1880.	H. 26 ans.	Section de l'u-retère.	Section de l'u-retère.	Mort. Section par coup de couteau.
Simon. Heidelberg, 1870.	F.	Section de l'u-retère.	Section de l'u-retère.	Guérison. L'ure-tère avait été sec-tionné dans une précédente opéra-tion d'ovariotomie.
Stoddard. 1861.	H.	Kyste du foie.	Cancer du rein.	Mort.
Czerny. Heidelberg, 1879.	H. 50 ans.	Cancer du rein.	Cancer du rein.	Mort. Ligature de l'aorte.
Bruns. 1870.	H. 25 ans.	Suppuration du rein.	Plaie ancienne. Suppuration du rein.	Mort. Le malade avait un frisson quelques jours au-paravant.
Czerny. Heidelberg, 1878.	F. 32 ans.	Pyonéphrose.	Pyonéphrose.	Guérison.
Martin. 1879.	F. 53 ans.	Cancer du rein.	Cancer du rein.	Guérison. On a perdu la malade de vue, au bout d'un mois.
John Cowper Londres, 1880.	F.	Pyonéphrose.	Pyonéphrose.	Guérison. Voie lombaire.

En résumé :

Sur 25 cas de néphrectomie, il y a eu : 14 morts et 11 guérisons.

Sur les 25 néphrectomies, nous voyons que neuf fois il y a eu erreur de diagnostic ; or, l'opération a coûté la vie au malade 7 fois.

Seize fois le rein fut enlevé en connaissance de cause.

Il y eut sept morts, et neuf guérisons.

Cette seconde proportion est donc bien supérieure à la première ; nous devons cependant faire cette réserve, que plusieurs malades guéris de l'opération furent presque immédiatement perdus de vue.

Enfin sur les neuf erreurs de diagnostic, cinq portaient sur le siège de la lésion (on avait cru à un kyste de l'ovaire) :

Deux sur la nature de l'affection : rein tuberculeux, rein sain.

Un sur l'étendue de la maladie ; l'autre rein était purulent.

TABLE DES MATIÈRES

Paris. — A. PARENT, imp. de la Faculté de Médecine, r. M.-le-Prince, 29-31.

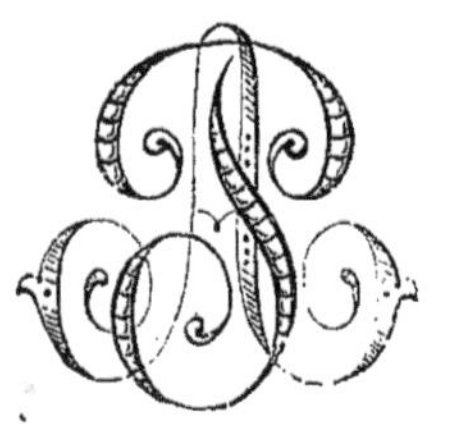